HEIKE OELLERICH | MIRIAM WESSELS

CUPPING

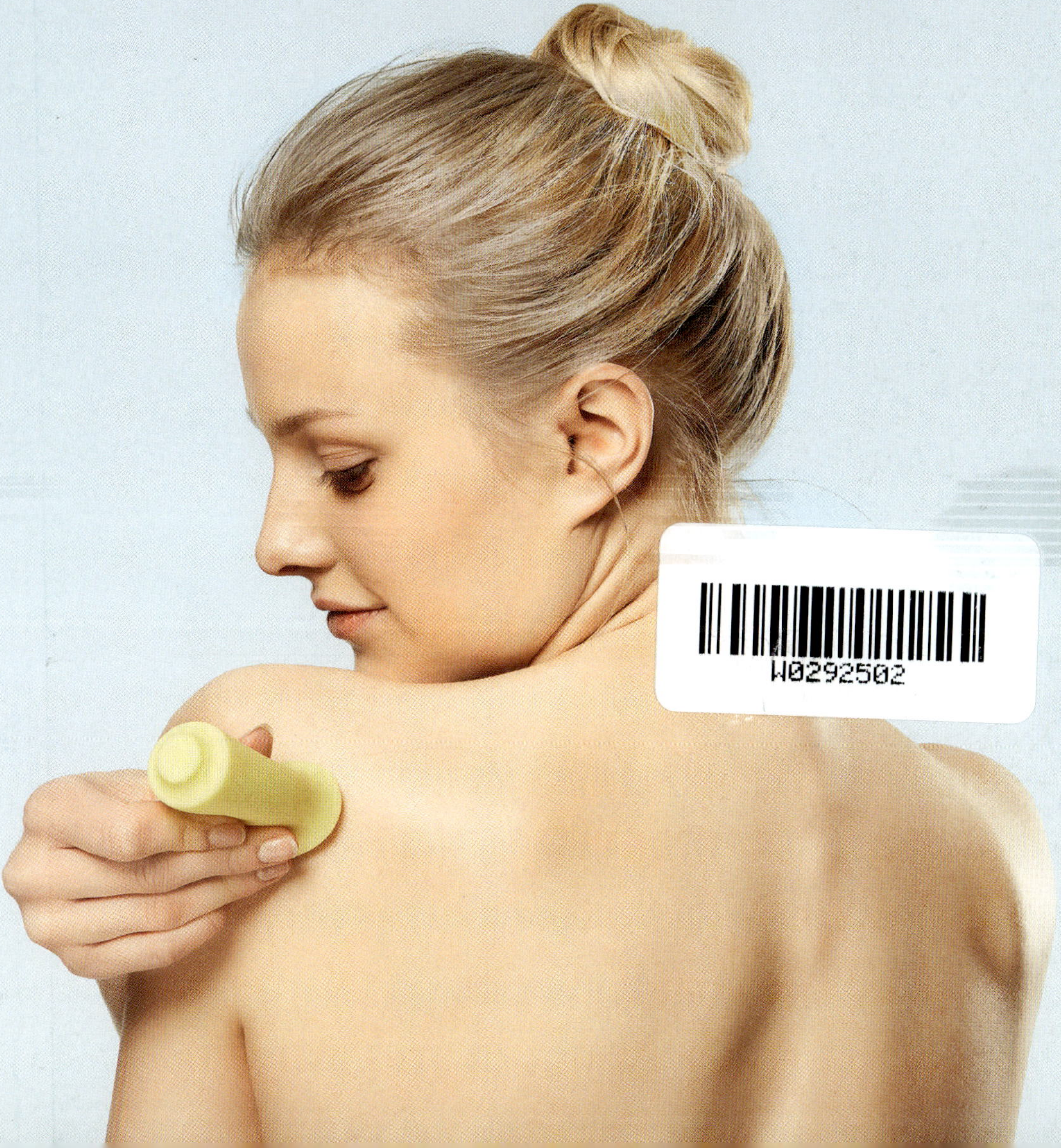

THEORIE

PRAXIS

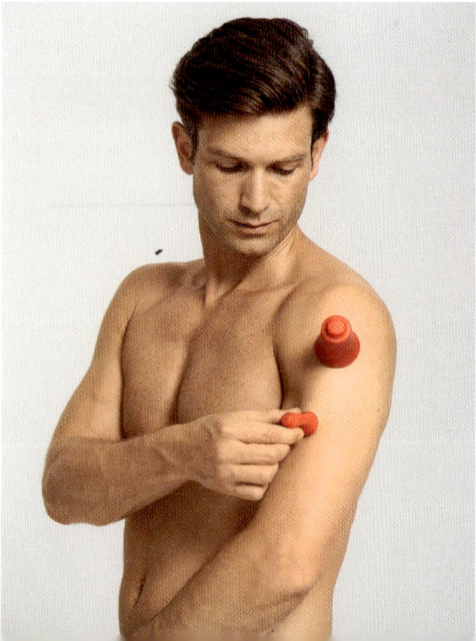

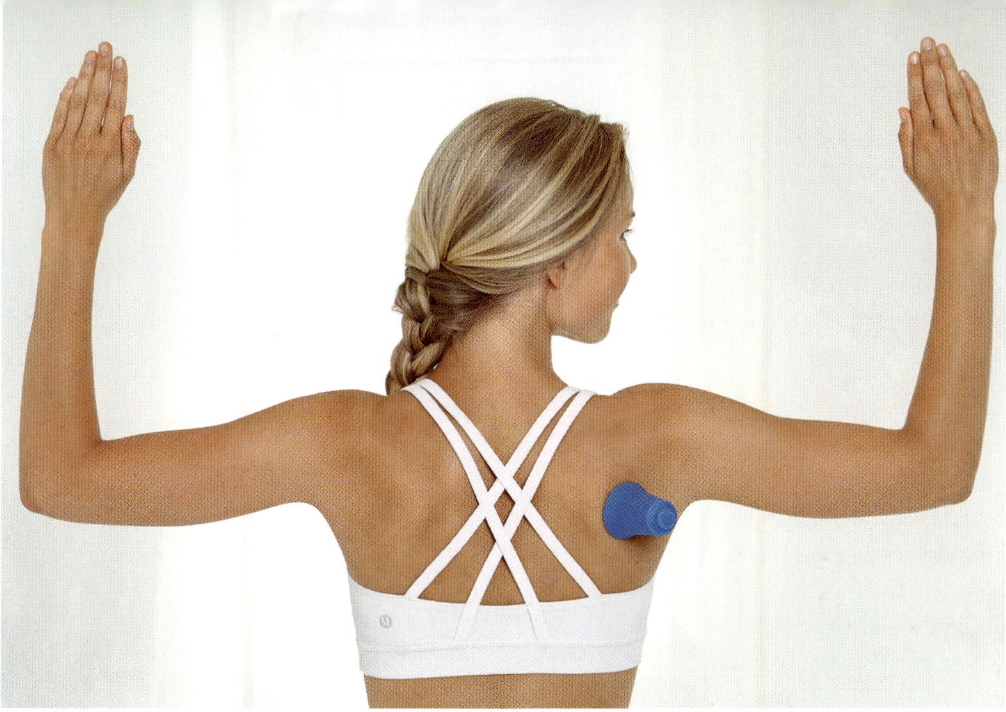

SERVICE

Wer nicht jeden Tag etwas für seine Gesundheit aufbringt,
muss eines Tages sehr viel Zeit für die Krankheit opfern.
Sebastian Kneipp (1821–1897)

Heike Oellerich
hat langjährige Erfahrung als Trainerin im Bereich Gesundheitssport. Sie arbeitet als Referentin in der Weiterbildung für medizinische Berufe und Trainer sowie als DTB-Ausbilderin unter anderem für FASZIO® Kursleiter. Gemeinsam mit Miriam Wessels entwickelt sie neue Bewegungskonzepte und schreibt als freie Autorin besonders gern über Themen wie Yoga, Beckenbodentraining und Faszien.

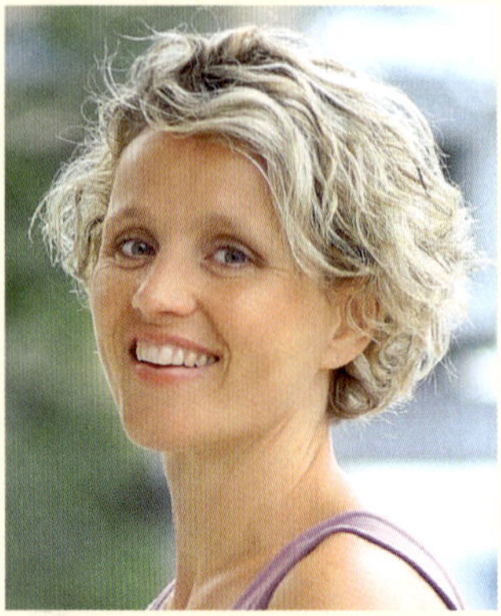

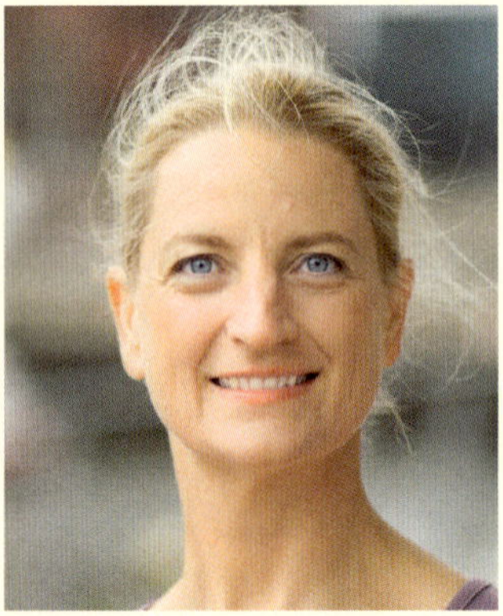

Miriam Wessels
interessierte sich schon während ihres klassischen Sportstudiums für ganzheitliche Bewegungs- und Therapieformen. Sie ist Heilpraktikerin und Ausbilderin für Yogalehrer und -therapeuten. Als Faszientherapeutin arbeitet sie in ihrer eigenen Praxis in Hamburg. Zusammen mit Heike Oellerich bietet sie unter der Marke FASZIO® Ausbildungen für Trainer, Therapeuten, Heilpraktiker und Ärzte an.

NEUE WEGE DER SELBSTBEHANDLUNG

Lange stand bei der Behandlung von Faszien das Druck-Ausüben im Vordergrund, wobei mithilfe des sogenannten Schwammeffekts die Gewebsflüssigkeit in Schwung gebracht werden soll. Damit etwas fließen kann, benötigt es jedoch ausreichend dreidimensionalen Raum. Daher erahnten wir, als wir die Silikon-Cups das erste Mal sahen, sofort das Potenzial dieser modernen Schröpfgeräte. Inzwischen sind die Cups ausgiebig in der Praxis getestet und stellen eine große Bereicherung im Therapiebereich, aber auch in der Selbstbehandlung dar. Mit das Beste: Ganz abgesehen von den vielen positiven Effekten auf den Gesundheitszustand sind die Cups nahezu nebenwirkungsfrei, leicht zu handhaben und dazu auch noch erschwinglich. Im Einführungskapitel dieses Ratgebers erklären wir Ihnen, was klassisches Schröpfen ist, wie die innovativen Faszien-Cups funktionieren und was überhaupt die Faszien damit zu tun haben. Im Praxisteil finden Sie dann zahlreiche genaue Anleitungen, wie Sie alltägliche und berufsbedingte Beschwerden mit den Cups behandeln können. Beim Schreiben unterstützt hat uns diesmal der TCM-Therapeut und Akupunktur-Experte Peter Holthausen aus Hamburg. Er hat zusätzlich speziell auf Akupunkturpunkte ausgerichtete Cupping-Tipps beigesteuert. Gemeinsam haben wir nicht nur die vielen Anwendungen zusammengetragen, sondern auch aufeinander abgestimmte Behandlungsabfolgen für die einzelnen Beschwerden erstellt.

In diesem Sinne: Schaffen Sie Raum für Ihre Gesundheit!
Ihre Cupping-Experten

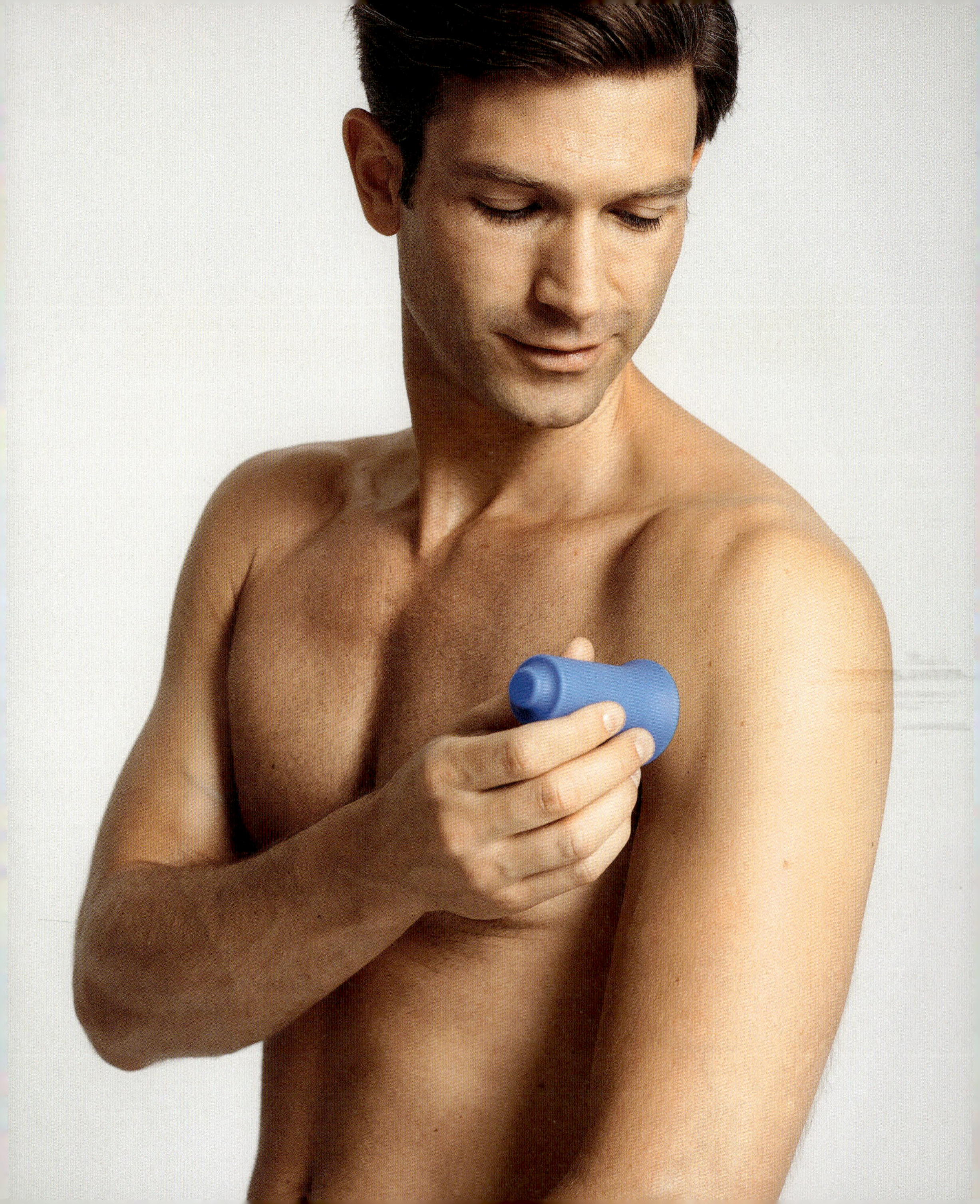

TRADITION UND FORSCHUNG

Cupping, die moderne Variante des Schröpfens, kombiniert die altbewährte Technik mit aktuellem Faszienwissen. Indem es Raum für Vitalität und Geschmeidigkeit im Gewebe schafft, eröffnet es neue, gezieltere Wege zur Behandlung vieler Beschwerden.

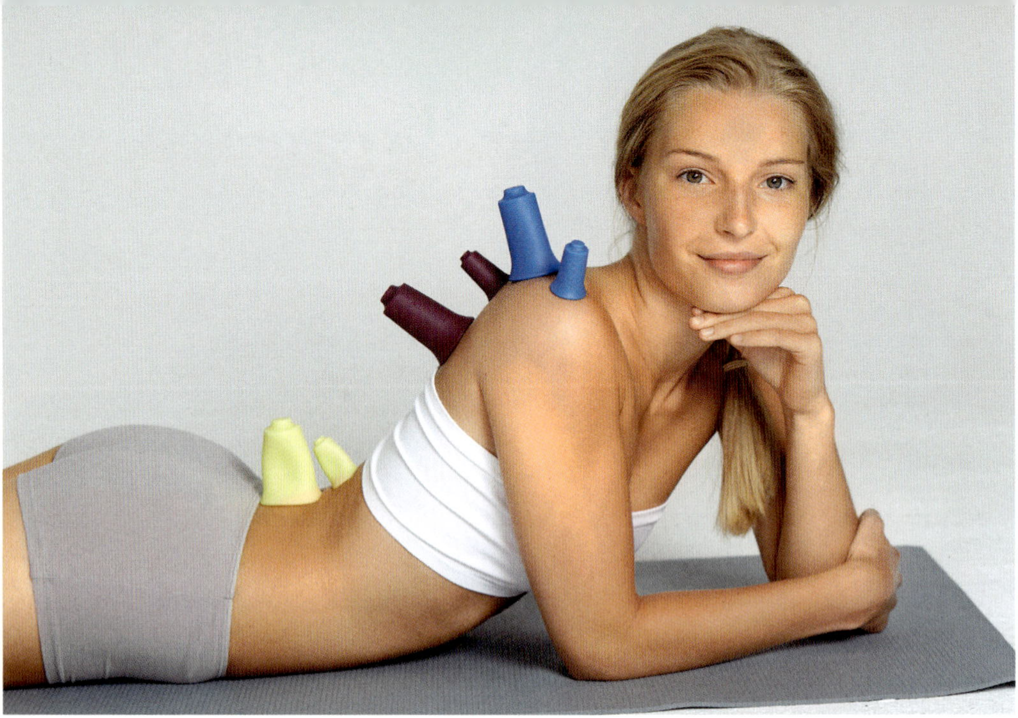

CUPPING: MASSAGE IN 3D

Cupping ist eine regulative Therapie, die auf einen reichen Schatz an Erfahrungslehren aufbaut. Es steht schließlich in der Tradition einer uralten Heilmethode: dem Schröpfen. Diese Therapieform kam vermutlich bereits vor über 5000 Jahren in Vorderasien und China zum Einsatz. Im alten Griechenland war die Methode sogar so beliebt und anerkannt, dass Schröpfgläser als Sinnbild für die gesamte ärztliche Kunst standen, so wie heute der von Schlangen umwundene Äskulapstab. Die Wirkung des Schröpfens erklärte man sich von der Antike bis ins 18. Jahrhundert im Sinn der sogenannten Säftelehre. Zu den (Körper-)Säften gehören unter anderem Blut, Lymphe, Gewebewasser und »Schleim«. Wenn ein Saft beispielsweise zu flüssig ist, in zu hoher Dichte oder auch in einem ungünstigen Temperaturbereich im Körper auftritt, kann es zu körperlichen Beschwerden kommen. Dies spiegelt sich im gesamten Organismus wider, der ja auf Flüssigkeiten in einem ausgewogenen Zustand angewiesen ist. Mithilfe des Schröpfens sollte bei Kranken das gestörte Gleichgewicht der Körpersäfte wiederhergestellt werden – und damit auch seine Gesundheit.

In der Traditionellen Chinesischen Medizin (TCM) weiß man bis heute, dass ein Mensch dann krank wird, wenn das Blut und die Lebensenergie Qi nicht mehr frei fließen können. Schröpfen soll auch in dieser Lehre helfen, Blockaden im Körper zu beseitigen.

Aber Cupping ist weit mehr als eine Variante des Schröpfens mit modernen Bechern aus elastischem Silikon. Es ist eine Behandlungstechnik auf der Basis neuester wissenschaftlicher Erkenntnisse über die Faszien sowie deren Bedeutung und Verlauf im Körper.

Bereits im vergangenen Jahrhundert konnte der österreichische Arzt Alfred Pischinger (1899–1983) anhand von Studien und Untersuchungen nachweisen, dass sich im Laufe des Lebens im Bereich des Bindegewebes zwischen den Zellen »Abfälle« anlagern. Je mehr dieser Ablagerungen und Gifte sich im Körper befinden, desto schlechter ist die Zufuhr von Nährstoffen und die Abfuhr von Stoffwechselendprodukten.

Pischinger erbrachte in seiner Arbeit auch einen Beweis dafür, wie sich von außen kommende Reize in die Reflexzonen des Körpers und von dort aus weiter in die Organe fortpflanzen und welche Stoffwechselvorgänge dabei ablaufen. Genau hier setzt das Cupping an: Es regt dieses Gesamtsystem und den damit verbundenen Stoffwechsel an und stärkt dadurch unter anderem die körpereigenen Selbstheilungskräfte.

Das aktuelle Faszienwissen ermöglicht heute weitere Denk- und Handlungsansätze, die die bewährte Technik des Schröpfens weiterentwickeln. Dadurch lassen sich die Behandlungen noch gezielter einsetzen, und die Anwendungsvarianten erweitern sich. Dazu kommt: Moderne Silikon-Cups gibt es in verschiedenen Größen und sie erlauben aufgrund ihrer Anpassungs- und Widerstandsfähigkeit eine einfache Handhabung. Vor allem aber können Sie sich mit ihnen zu Hause und unterwegs ganz einfach selbst behandeln und so Ihre Regeneration, Ihr Training und Ihre Beweglichkeit im Alltag unterstützen.

Hier vorab nur ein paar Beispiele: Wenn Sie gegen Stress angehen wollen, der sich häufig in Nackenverspannungen äußert, ziehen Sie den Cup einfach für einige Minuten im Nackenbereich über die Haut. Genauso können Sie ihn aber auch nach dem Training für die beanspruchte Muskulatur verwenden. In diesem Fall fördert die Behandlung die Erholung der Muskeln. Zur Hautpflege und für einen gleichmäßigen Teint können Sie mit dem kleinen Cup zum Beispiel sanft das Gesicht massieren. Sie sehen schon jetzt: Es gibt viele unterschiedliche Anwendungsmöglichkeiten.

SCHRÖPFEN – EINST UND HEUTE

Beim klassischen Schröpfen wird in der Regel ein gläserner Schröpfkopf kurz über eine Flamme gehalten, damit sich die Luft in ihm erwärmt. Anschließend wird der Schröpfkopf auf die Haut gesetzt. Dadurch kühlt die Luft in seinem Inneren wieder ab und es entsteht ein Unterdruck, der die Haut »ansaugt«.

SCHRÖPFMASSAGE

Die Schröpfmassage gehört zu den trockenen Schröpfmethoden. So werden diejenigen Schröpfmethoden bezeichnet, bei denen kein Blut aus der Hautoberfläche tritt und die sich je nach Schröpfgefäß auch zur Selbsttherapie eignen – im Gegensatz zum blutigen Schröpfen, das wie ein »Mini-Aderlass« wirkt und ausschließlich von Ärzten und Heilpraktikern durchgeführt werden darf.
Bei der Schröpfmassage wird der Schröpfkopf – mit oder ohne Öl – über die Haut gezogen. In der Regel reagiert die Haut darauf mit einer Rötung, manchmal auch mit Einblutungen. Überhaupt kann es bei allen Methoden zu sogenannten Schröpfmarkierungen kommen. Sie sind aber in der Regel harmlos und mitunter sogar aus therapeutischen Gründen erwünscht.

Es gibt Schröpfköpfe in unterschiedlichen Größen: Die größeren eignen sich für großflächigere Bereiche und erzeugen meistens einen stärkeren Sog. Kleine Schröpfköpfe haben den Vorteil, dass sie lokaler beziehungsweise punktueller eingesetzt werden können. Besonders bei der Behandlung von Meridianen und einzelnen Akupunkturpunkten ist dies vorteilhaft (**siehe auch Seite 20 f.**).
Mittlerweile gibt es mehrere Alternativen zu klassischem Glas, wie zum Beispiel Acrylgläser mit einem Gummiball. Drückt man den Ball vor dem Aufsetzen, erzeugt man mit dem Loslassen den Unterdruck. Je nachdem, wie viel Luft aus dem Ball gedrückt wird, ist dieser Unterdruck unterschiedlich stark. Genauso gibt es Schröpfköpfe aus Kunststoff, aus denen die Luft mit einer angeschlossenen Handpumpe herausgesogen wird, um den erforderlichen Unterdruck zu erzeugen.

Faszien-Cups – die modernen Schröpfgeräte

Mit dem geänderten Blickwinkel und dem erweiterten Verständnis, dass die Faszienwissenschaft in die Schröpfentwicklung gebracht hat, entstand auch der Bedarf an handlicheren Schröpfgeräten. Ganz neu sind speziell für die Faszienbehandlung gestaltete Silikon-Cups, mit denen auch die Anwendungen in diesem Buch ausgeführt werden. Ihre Wirkung ähnelt zwar den traditionellen Schröpfgläsern, im Gegensatz zu diesen sind sie aber unzerbrechlich und in der Handhabung sehr viel angenehmer. Außerdem haben sie einen zusätzlichen Peeling-Effekt. Man drückt sie einfach mit der Hand zusammen und setzt sie dann auf die entsprechende Körperpartie. Lässt man sie los, entsteht automatisch ein gewünschter Unterdruck.

Die modernen Cups bestehen aus biokompatiblem Silikon, sind damit dermatologisch unbedenklich und auch für Allergiker geeignet. Sie werden überwiegend aus natürlichem Quarzsand hergestellt und sind durch ihre lange Haltbarkeit besonders nachhaltig. Weitere Vorteile sind unter anderem die Anpassungs- und Widerstandsfähigkeit des Materials sowie die einfache Handhabung.

Die Materialstärke und damit die Sogintensität eignen sich optimal für die Behandlung von faszialen Strukturen. Der spezielle Peeling-Rand sorgt für eine ideale Haftung und eine barrierearme Verschieblichkeit zweier Gewebearten gegeneinander (Scherwirkung) auf der Haut und in den Faszienschichten. Zusätzlich lässt sich die abgeflachte und gehärtete Spitze des Cups einsetzen, um sogenannte Triggerpunkte, das sind lokale Schmerzpunkte, zu finden und mit Druck zu behandeln. Eine Wohltat!

Die Faszien-Cups sind in zwei Größen erhältlich. Welche Cup-Größe jeweils eingesetzt wird, hängt vom zu behandelnden Gewebetyp und vom Ort der Anwendung ab. Der große Cup wirkt flächig und tiefer, der kleine Cup punktuell. Auch eine Behandlung mit zwei Cups zur selben Zeit ist möglich – in der gleichen oder in unterschiedlicher Größe. Ein Cup kann dann zum Beispiel auf einer Stelle belassen werden, während der andere hin und her bewegt wird. Damit wird ein Impuls in die gesamte Faszie gesetzt, mehr Flexibilität zuzulassen, denn das fasziale Gewebe ist wie ein Netz in mehrere Dimensionen aufgespannt. Wenn dementsprechend an einem Ende des Netzes gezogen wird, entwickelt sich eine Aufdehnungsdynamik – und dadurch kann sich die gesamte Faszienstruktur ohne Qualitätsänderung verformen.

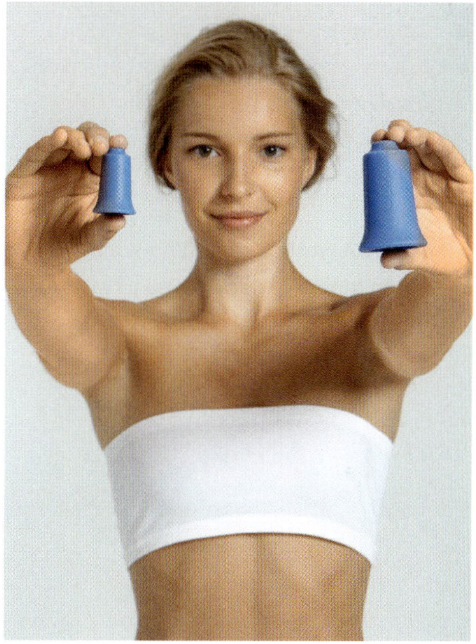

Der größere Cup allround eignet sich für den ganzen Körper, der kleinere Cup local speziell für Gesicht, Hände, Füße und Gelenke oder Triggerpunkte.

Werden beide Cups voneinander wegbewegt, entsteht ein Zug in der Längsebene, während die umgebenden Strukturen eher entlastet werden. Damit entwickelt die Faszie mehr Stabilität.
Sie finden, das klingt überaus vielversprechend? Da haben Sie recht! Doch vielleicht fragen Sie sich wie so viele andere auch: Was sind überhaupt Faszien?

FASZIEN – SCHLÜSSEL ZUR SCHMERZBEHANDLUNG

Fasziale Strukturen ziehen sich als Gewebenetzwerk durch und um unseren Körper. Sie stabilisieren, reagieren auf Impulse, sind zugleich fest und geschmeidig. An einigen Abschnitten fungieren Faszien als Sehnen oder Bänder, ein andermal stecken Muskelmasse, Knochen oder Organe in ihnen oder sie dienen als Puffer- und Speicherzone. Bei alldem herrscht im Körper ein ständiges Auf-, Ab- und Umgebaue: Im faszialen System wird ununterbrochen verwoben, getrennt, gezogen und gedrückt. Damit hat die Natur die Voraussetzung dafür geschaffen, dass sich der Körper nahezu allen Gegebenheiten anpassen und sich selbst heilen kann.

Bestandteile und Funktionen

Faszien bestehen aus Fasern und einer gelartigen Flüssigkeit, der sogenannten Grundsubstanz, die sich wiederum aus Wasser und Verbindungsproteinen zusammensetzt. Die Grundsubstanz umfließt die Fasern und durchfeuchtet sie. In ihr schwimmen die Zellen für die Immunabwehr (Fresszellen) und diejenigen für Reparatur, Aufbau und Säuberung (Fibroblasten).
In Abhängigkeit vom Milieu der Grundsubstanz kann die Beschaffenheit des faszialen Gewebes eher starr und übermäßig sauer sein oder fließfähig und basenorientiert.
Das Verhältnis, das Zusammenspiel und die Qualität der Faszienbestandteile sind elementar für alle Stoffwechselvorgänge im Körper, die Verteilung von Nährstoffen, den Abbau von Abfallprodukten sowie den Schutz vor Überbelastung und unerwünschten Einwirkungen. Das fasziale Netz stabilisiert durch Zugspannung alle Körperteile und sorgt zugleich für das Gleiten der Strukturen zueinander. Diese Eigenschaften machen Haltung und Bewegung überhaupt erst möglich.

Inneres Ökosystem

Um eine gesunde Strukturverschieblichkeit zu gewährleisten, bilden Wasser (macht etwa 70 Prozent aus) und Verbindungsproteine (unter anderem Hyaluron) ein zähflüssiges Milieu, das Zellen und Nährstoffen als Transportmedium und zugleich als Austauschmedium für das Blut- und Lymphsystem dient. Darüber hinaus werden Informationen des Nervensystems über Rezeptoren via Grundsubstanz durch den Körper geleitet. Der Organismus ist nur dann gesund und regenerationsfähig, wenn die Grundsubstanz

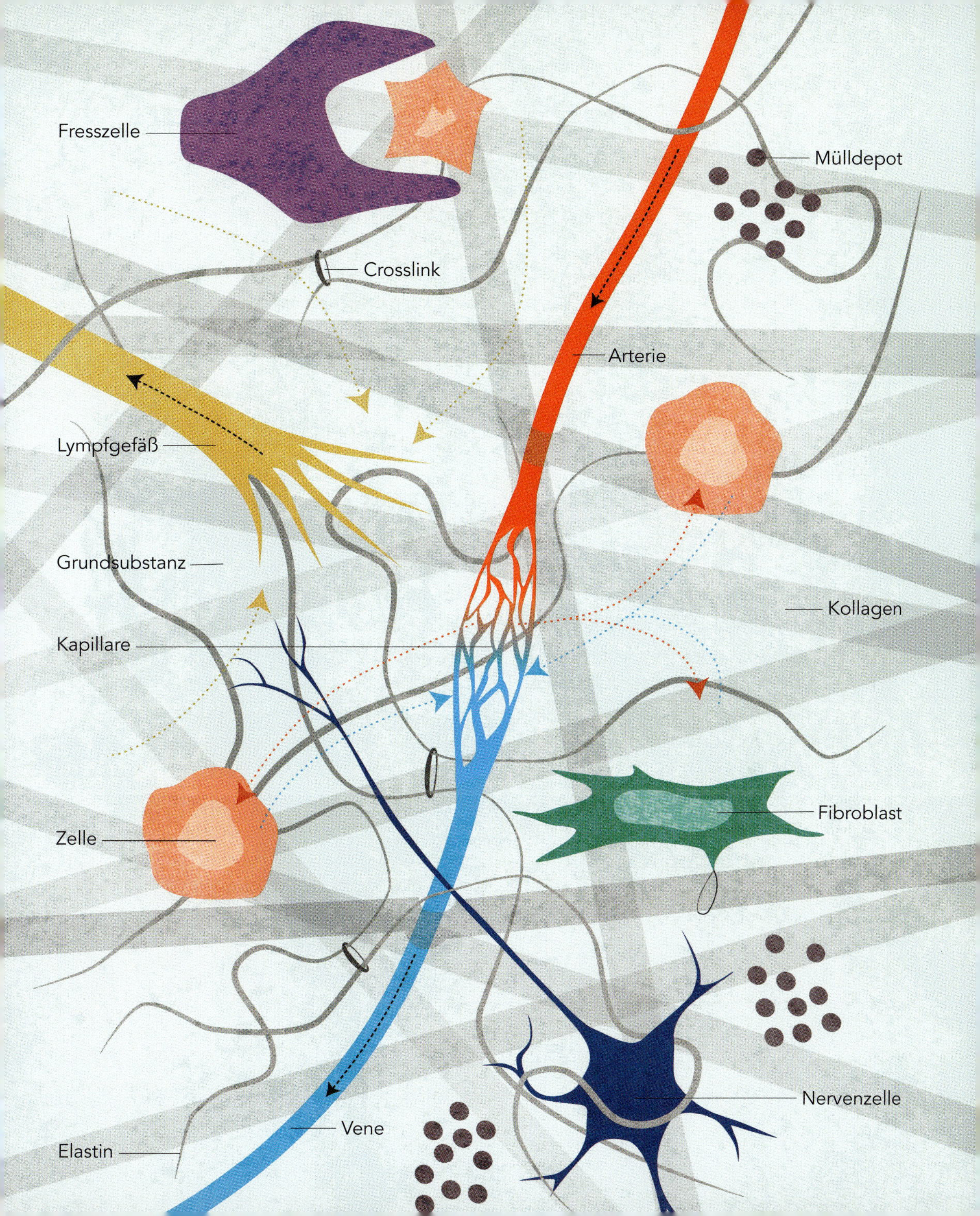
Fresszelle
Mülldepot
Crosslink
Arterie
Lympfgefäß
Grundsubstanz
Kollagen
Kapillare
Fibroblast
Zelle
Nervenzelle
Vene
Elastin

als Medium voll funktionsfähig und ihre Fließeigenschaft ungehindert gewährleistet ist. Wie bei einem Fluss bedarf es daher einer ständigen »Gewässersanierung«, um leistungsstark und gesund beziehungsweise widerstandsfähig zu sein und sich schnell regenerieren zu können.

Lebendiges Organ

Die Fasertypen Kollagen und Elastin geben der Faszie Form und Struktur. Je nach Verhältnis wird die Faszie in einigen Abschnitten zugfester und weniger dehnfähig, beispielsweise in den Sehnen und Bändern (sehr hoher Kollagenanteil). In anderen Abschnitten ermöglicht eine weniger hohe Konzentration von Kollagen die Ausdehnung in alle Richtungen, so wie zum Beispiel in den Muskeln und inneren Organen.

In allen Körperzwischenräumen befindet sich das sogenannte lockere Gewebe. Dieses weist einen verhältnismäßig hohen Elastinanteil auf, bindet viel Wasser und ist dafür verantwortlich, dass die Strukturen gegeneinander verschiebbar sind (**siehe Seite 15**).

Schon in den traditionellen Schröpflehren geht es immer um das freie Fließen im Körper, wenn auch teilweise eher im spirituellen Sinne (Stichwort: Lebensenergie), stark auf die Blutgefäße fokussiert oder ganz allgemein auf Körpersäfte ausgerichtet. Heute kann man das Fließen aber auch eindeutig in den Faszien verorten – gemeint ist also die Fließfähigkeit der Grundsubstanz.

Um die allgemeine Wirkweise der Schröpfmethoden besser nachvollziehen zu können, ist ein Blick auf das fasziale Schichtsystem hilfreich. Man unterteilt das Fasziennetzwerk nämlich in drei Schichten, die sich in Lage, Beschaffenheit und Funktion unterscheiden, aber dennoch zu ein und demselben Gewebenetzwerk gehören. Darüber hinaus unterscheidet man die Faszien in verschiedene Schichten und Grundstrukturen.

OBERFLÄCHLICHE FASZIENSCHICHT

Lage:

- Liegt direkt unter der Haut
- Ist mit dem Unterhautfettgewebe verwoben

Beschaffenheit:

- Beinhaltet viel (Fett-)Gewebe mit Blutgefäßen und Nerven
- Der Faserverlauf ist überwiegend in verschiedene Richtungen ausgerichtet (multidirektional)

Funktion:

- Prägt das äußere Erscheinungsbild
- Sehr gleit- und anpassungsfähig
- Schützt durch Abwehrspannung
- Reich an Wahrnehmungsrezeptoren

TIEFE FASZIENSCHICHT

Lage:

- Umfasst und durchdringt den Körper

Beschaffenheit:

- Je nach Funktion spezialisiert; beispielsweise scherengitterartig verflochten für

Volumenveränderung (wie bei den Muskeln) oder parallel zueinander ausgerichtet für Zugspannung (wie es bei den Sehnen und Bändern der Fall ist)

Funktion:

- Bildet einzelne Muskelkörper und deren Teilungshäute; organisiert sie zu funktionellen Einheiten und schafft körperweite Kraftübertragungswege
- Wird zu Bändern, Sehnen und Sehnenplatten (beispielsweise unter dem Fuß oder im Rücken)
- Ist Teil der Gelenkkapseln und des Knorpelgewebes

VISZERALE FASZIE

Lage:

- Füllt alle Zwischenräume im Rumpf
- Bildet Gefäßwände und Organhäute

Beschaffenheit:

- Überwiegend lockeres und mehrdirektionales Gewebe mit viel Gleitfähigkeit

Funktion:

- Versorgt die inneren Organe
- Schützt, stützt, hält und ermöglicht Bewegungsfreiheit der Organe

LOCKERES FASZIALES GEWEBE

Dieses flexible, dreidimensionale, gleitende Gewebe befindet sich in den Zwischenräumen des Körpers und hat einen besonders hohen Anteil an Grundsubstanz. Dadurch fungiert es gleichermaßen als Wasserspeicher, Transportmedium und Aufbewahrungsort für Zellressourcen. Das Gewebe muss dafür besonders gleitfähig und flexibel sein.

Typische Anzeichen dafür, dass dies nicht der Fall ist, sind systemische Beschwerden wie allgemeine Gemütszustände (Qualitätsverlust der Grundsubstanz und ihrer Fließfähigkeit) und Bewegungseinschränkungen (mangelnde Gleitfähigkeit/Scherverschieblichkeit). Zum Glück gibt es eine wirksame Behandlungsstrategie: Durch Anliften des Cups wird Raum im Gewebe geschaffen und/oder die faszialen Schichten werden voneinander gelöst.

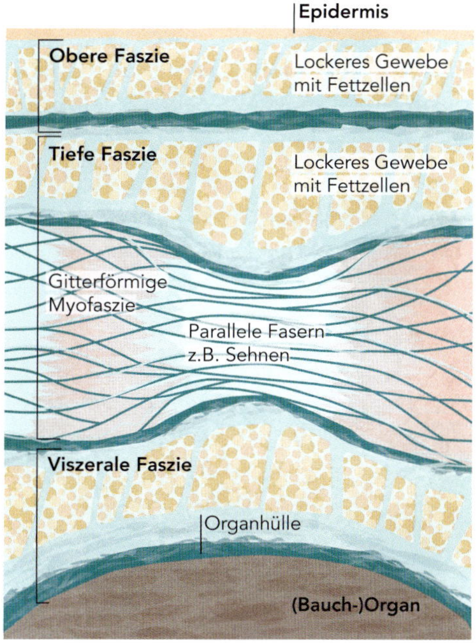

Querschnitt durch Haut und Gewebe mit den verschiedenen Faszienschichten.

STRAFFES FASZIALES GEWEBE

Die Fasern dieses Gewebetyps sind entweder scherengitterartig oder parallel ausgerichtet.

- Der gitternetzartige Faserverlauf erlaubt eine starke Dehnung in alle Richtungen und gibt Raum für Wachstum, Ausdehnung und Bewegung, zum Beispiel im Muskelkörper. Bei Muskelverhärtungen, Verletzungen oder nach einer OP ist diese Fähigkeit eingeschränkt.
- Die parallel verlaufende Faseranordung ist zugstark, straff, stabilisierend und für vorwiegend eindimensionale Beweglichkeit ideal (etwa bei Sehnen und Bändern). Hier kann es zu Schwierigkeiten kommen, zum Beispiel in Form von Sehnenbeschwerden oder eines Fersensporns.

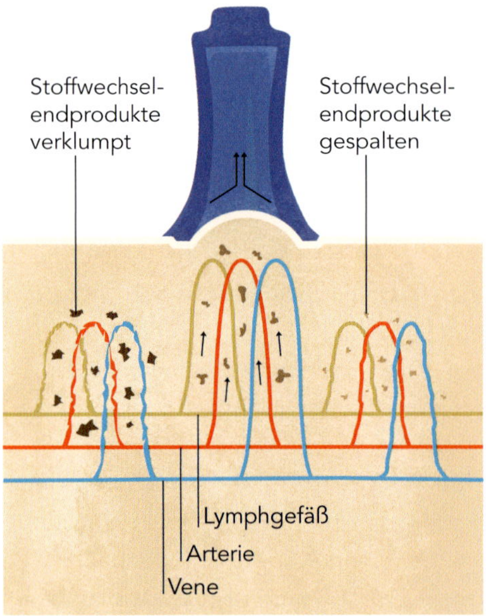

Über den Sog wird zwischen den äußeren und inneren Gewebeschichten Raum geschaffen.

Durch Cupping lassen sich derartige Probleme häufig beheben.

WO GENAU WIRKT NUN CUPPING?

Zunächst einmal auf die obere Faszienschicht sowie das darüber und darunter verlaufende lockere Fasziengewebe in der Unterhaut. Dort befinden sich neben Blut- und Lymphbahnen auch verschiedene Nervenenden, die ihrerseits wieder von Fasziengewebe umschlossen sind.

Das hautnahe Gewebe ist im Normalzustand weich und elastisch.

Im faszialen Erklärungsmodell geht man davon aus, dass Muskeln genauso wie die Muskelbündel, aus denen sie bestehen, von Faszien umhüllt sind. Diese »Muskelhäute« werden als Teil der tiefen Faszien bezeichnet – ebenso wie Sehnen und Bänder, Knochenhäute und einiges mehr. Je nachdem, wie übertragungsbereit die obere Schicht (inklusive dem Unterhautfettgewebe) ist und wie aufnahmebereit die tiefen Faszien sind, kann Cupping lokal auch auf sie einwirken.

Man kann zudem davon ausgehen, dass schon geringer Unterdruck eine Tiefenwirkung hat (bis hin zu den tiefen Faszien). Feldforschungen und Anwendungsbeobachtungen zu oberflächlichen Körperbereichen

(beispielweise die Headschen Zonen und Dermatome, mehr dazu **siehe Seite 19 f.**) bestätigen dies bereits. Daran müssen nun wissenschaftliche Studien anschließen.
Der Einsatz von Faszien-Cups hat natürlich auch unmittelbaren Einfluss auf die Oberhaut (Epidermis), also auf das was umgangssprachlich als »Haut« bezeichnet wird. Neben einer nervalen Reizübertragung profitiert diese direkt von der Innenkante des Cups, dem sogenannten Peeling-Rand, weil mit seiner Hilfe alte Hautschuppen abgetragen werden.

Das Funktionsprinzip

Cupping wirkt wie ein klassisches Schröpfglas in erster Linie aufgrund des physikalischen Prinzips des Unterdrucks. Durch Druck und Zug wird eine dreidimensionale Aufspannung innerhalb des Fasziensystems erreicht. So wird Raum für eine verbesserte Verschiebbarkeit zwischen den einzelnen Gewebeschichten geschaffen.
Darüber hinaus kann man annehmen, dass Fernwirkungen über Reizverbindungen eintreten (gesunde Leitwege, **siehe Seite 18 ff.**). Dies fördert die Funktionsfähigkeit der Faszien und bringt den Stoffwechsel in Fluss. Über zusätzliche Bewegung wirken Scherkräfte, die die Gleitfähigkeit innerhalb des Fasziensystems weiter verbessern. Cupping entstaut, unterstützt die Entschlackung und verstärkt die Versorgung mit neuen Nährstoffen. Einschränkungen werden gelöst, und der Bewegungsradius wird vergrößert.

SALUTOGENESE

Die Salutogenese (von »salus«: Heil, Gesundheit und »genese«: Entstehung) befasst sich mit den Ursprüngen von Gesundheit. Dieser Ansatz steht der sogenannten Pathogenese entgegen, die versucht, die Entstehung von Krankheiten zu erklären. Salutogenese besagt, dass Gesundheit kein fester Zustand ist, sondern ein Prozess: Unser Immunsystem ist in jeder Sekunde dabei, mögliche Gefahren durch Bakterien, Viren und andere Substanzen zu erkennen und zu bekämpfen, um unsere Gesundheit zu erhalten (dabei geht es auch um die Fähigkeit zur Unterscheidung von Schädlich und Nützlich, schließlich gibt es ja auch eine Menge gesunder Bakterien, die zum Beispiel im Darm benötigt werden). Hinter der Salutogenese steht also die Frage: Wie bleibe ich gesund? Cupping leistet dazu einen wertvollen Beitrag.

Somit kann Faszien-Cupping einerseits gezielt auf Schmerzareale angewendet werden und direkt den Bewegungsapparat erreichen, fördert aber andererseits in der Tradition salutogenetischer Ansätze auch den grundsätzlichen Ausgleich und das Gleichgewicht in Körper, Geist und Seele.

Direkt unter dem Rand des Cups wirkt lokaler Druck auf das Gewebe. Dieser regt die Neuproduktion von Hyaluron an. Von diesem wasserbindenden Bestandteil der Grundsubstanz benötigt man viel für die Schmierfähigkeit, und somit verbessert die Behandlung die Qualität der Grundsubstanz und die Gleitfähigkeit kollagener Fasern. Das verhilft zu einem strafferen Hautbild. Der einzigartige Peeling-Rand trägt darüber hinaus bei jeder Anwendung abgestorbene Hautschuppen ab und sorgt so für ein feineres Hautbild. Dieses wiederum optimiert die Aufnahme- und Abgabefähigkeit der Haut. Dadurch werden nicht nur Nähr- und Pflegestoffe von außen besser aufgenommen. Der Körper kann auch besser über die Haut entsäuern und sich verschiedener Rückstände entledigen. Die Eigenregulation der Haut optimiert sich also. Der Peeling-Effekt steigert nicht zuletzt die Mikrodurchblutung und stimuliert die Rezeptoren im Gewebe positiv. Dies erhöht und beschleunigt die Regenerationsfähigkeit des Gewebes. Ein frisches Hautbild entsteht. Cupping fördert außerdem die bewusste Auseinandersetzung mit dem eigenen Körper. Jede Anwendung ist doppelt so effektiv, wenn sie mit Aufmerksamkeit und Achtsamkeit ausgeführt wird.

WEITREICHENDE WIRKWEISE

Die Funktionen innerhalb des Körpers sind vielfach untereinander verbunden und netzartig miteinander verknüpft. Dabei gibt es keine Einbahnstraßen – alles ist in ständiger Bewegung, zum Beispiel über Rückkopplungsvorgänge, Diffusion oder Fließfähigkeit. Das Ziel unseres Körpers ist, eine gesunde Ordnung aufrechtzuerhalten beziehungsweise wiederherzustellen. Ein krankes Organ sendet beispielsweise über die vegetativen Nerven Reize zu den entsprechenden Hautbezirken, die mit Verspannungen, Druckschmerz, Bindegewebsschwund oder Dauerschmerzen reagieren können. Durch Cuppen wird über diese Reflexwege das entsprechende Organ intensiver durchblutet. Cupping bietet somit einen Reiz, der der Selbstheilung einen Weg bahnt. Es dient den natürlichen Bestrebungen des Körpers nach Erhaltung oder Wiederherstellung der Gesundheit und beschleunigt damit die Heilung und reduziert den Verbrauch an Medikamenten.

Gesunde Leitwege

Der durchschnittliche Energieumsatz eines erwachsenen Menschen liegt bei rund 3 kWh pro Tag (das entspricht in etwa 2500 Kilokalorien). So viel braucht es für die Summe aller Stoffwechselaktivitäten im Körper: für Gewebeproduktion und -abbau, für Bewegungen und körperliche Arbeiten, für körperinterne Kommunikation und die Produktion von Wärme. Die Energie verteilt sich dafür nicht einfach auf bestimmte Stellen des Körpers, sondern ist über sogenannte Leitbahnen ständig in ihm unterwegs.

Generell gilt dabei: Für einen freien Energiefluss ist eine aufgerichtete Körperhaltung optimal, mit vielseitiger Bewegung und einer gesunden Psyche.
Energiemangel äußert sich auf zwei Arten:

- Zeitlich und lokal begrenzt, zum Beispiel in Form von kalten Händen oder Füßen. Um dem entgegenzuwirken, erzeugt der Körper Energie, etwa indem er als Reaktion auf Kälte zittert.
- Als länger andauernder Allgemeinzustand, zum Beispiel als Schlappheitsgefühl oder Unwohlsein. Aufgrund von körperlichen oder psychischen Ungleichgewichten oder Überforderungen meldet unser Körper Signale, die sehr vielfältig sein können. Typische Symptome können Gereiztheit und Nervosität, aber auch Müdigkeit und Schlappheit sein. Im Extremfall kann uns sogar Lebenskraft entzogen werden, vor allem dann, wenn lange und chronische Erkrankungen den Körper schwächen. In China wird diese Symptomatik beispielsweise mit nierenstärkendem Gehen behandelt – nach chinesischer Auffassung gilt die Niere als die Wurzel für einen gesunden Körper. Zu wenig Nierenenergie kann sich etwa in kalten Füßen und allgemeiner Erschöpfung äußern. Nierenstärkend wirken auch Akupunktur und natürlich eine spezielle Ernährung und Nahrungsmittel, wie zum Beispiel Ingwer oder Knoblauch.
- Ein Zuviel an Energie dagegen spüren Sie beispielsweise bei Entzündungen durch Hitze oder Fieber. In so einem Fall versucht man, durch Kühlen die angestaute Energie wieder abfließen zu lassen, so wie man es beispielsweise in der Naturheilkunde mit Wadenwickeln bei Fieber macht.

In allen genannten Fällen handelt es sich um Blockaden in den Leitbahnen, durch die der Informationsfluss im Körper gestört ist. Bei einigen Krankheitssymptomen können bestimmte Organe besonders belastet sein.

Headsche Zonen und Dermatome

Diese Begriffe bezeichnen Bereiche in der Haut und den Oberflächenfaszien, die Unregelmäßigkeiten von Organen und Muskeln aus der Tiefe melden. Dabei nehmen die Organe direkten Einfluss auf die Headschen Zonen – und anders herum.
Bei den Dermatomen ist das etwas anders: Man geht davon aus, dass Reize (zum Beispiel Berührung, Schmerz und Temperatur) über dazugehörige Spinalnerven an das Gehirn weitergeleitet werden. Jedem Hautsegment werden dabei bestimmte Muskelbereiche zugeordnet. So gelingt eine Einflussnahme sowohl über Nervenverbindungen des zentralen Nervensystems als auch über veränderte Spannungszustände in den unmittelbar faszial verbundenen Bereichen.
Cuppt man also auf bestimmten Hautarealen, erreicht man über die faszialen »Wasserstraßen« auf direktem und indirektem Wege Organe, Muskeln und mehr in der Tiefe liegende Strukturen.

DAS BRINGT CUPPING

- Regulierung des Stoffwechsels und Aktivierung des Immunsystems
- Erkennen von Störstellen
- Auflösung oder Linderung von Einschränkungen im Fasziennetz, zum Beispiel bei Narben
- Mehr Bewegungsfreiheit
- Schulung des Körpergefühls und der Wahrnehmung
- Steigerung der Leistungsfähigkeit durch verbesserten Flüssigkeitstransport und damit auch schnellere Verfügbarkeit von Nährstoffen, zum Beispiel für die Muskelzellen
- Präventive Behandlung als Gesunderhaltung (Salutogenese) und Verletzungsprophylaxe
- Verbesserung der Dehnfähigkeit der Haut- und Faszienschichten vor und nach operativen Eingriffen
- Hautstraffung durch erhöhte Elastizität im Gewebe
- Regeneration des faszialen Gewebes und Anregung der körpereigenen Selbstheilungskräfte

Meridiane

Meridiane sind in der Traditionellen Chinesischen Medizin (TCM) Kanäle, in denen die Lebensenergie Qi (auch als Ki, Chi oder Prana bekannt) fließt.

Es gibt …

- zwölf Hauptmeridiane (je sechs Yang- und Yin-Meridiane), die jeweils einem bestimmten Organ beziehungsweise Organsystem zugeordnet sind, und
- zwei übergeordnete Meridiane (Diener- und Lenkergefäß), die den anderen Meridianen einen groben Ausgleich bieten.

Durch gezielte Bewegungen (Qigong), Akupunktur und Massage können Meridiane durchlässiger für die Lebensenergie werden. Neueste Forschungen weisen darauf hin, dass die Meridianverläufe den Faszienleitbahnen im Fasziennetz entsprechen und dass die Lebensenergie Qi mit dem Bewegungsfluss in den Faszien gleichzusetzen ist.

Akupunktur- und Akupressurpunkte

Beide liegen in der Regel auf den Meridianen und sind Energiepunkte mit einer vermehrten Ansammlung von Nervenenden und Gefäßen. Behandelt man einzelne Punkte oder auch eine Kombination von verschiedenen Punkten, lassen sich körperliche wie seelische Beschwerden lindern. Denn die Stimulierung der Punkte (etwa durch drücken, saugen, ziehen, klopfen, nadeln oder massieren) setzt selbstheilende Impulse, die über die Meridiane weitergetragen werden und Blockaden lösen können. Damit wird auf das betroffene Gewebe und Organ sowie die Faszienleitbahnen Einfluss genommen. Man weiß, dass eine punktuelle Behandlung auch dessen Umgebung aktiviert.

PUNKTUELLE BEHANDLUNG

Bei einigen der Behandlungen ab Seite 45 werden über die Faszien-Cups folgende Akupressurpunkte stimuliert:

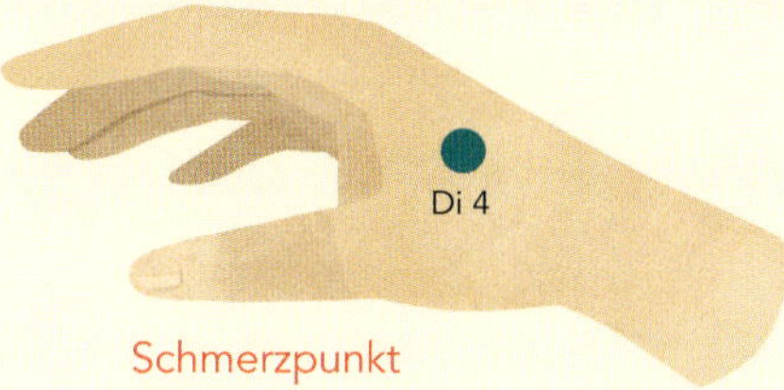

Schmerzpunkt

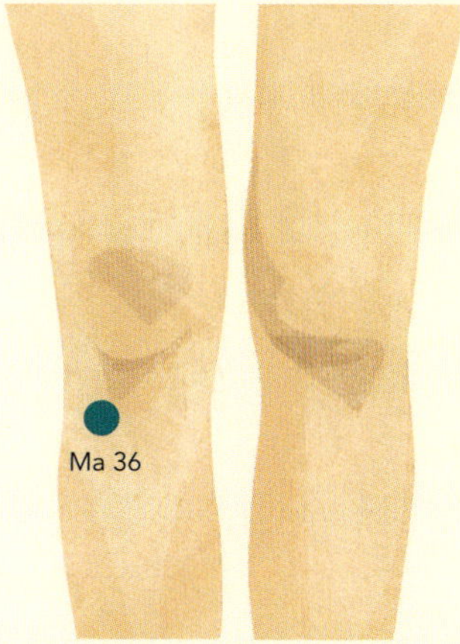

Verdauungsbeschwerden

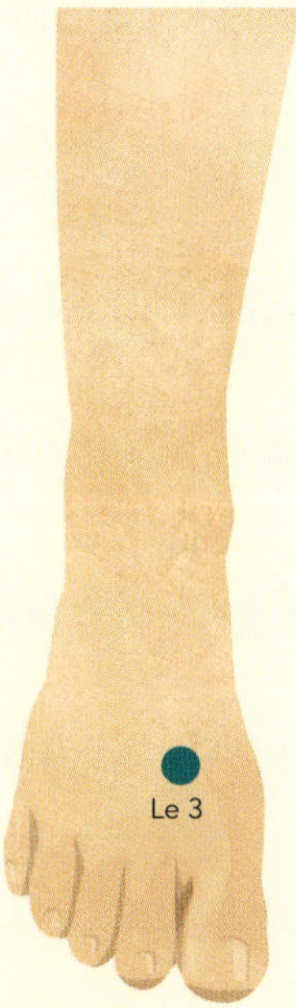

Schlafstörung,
Entspannung

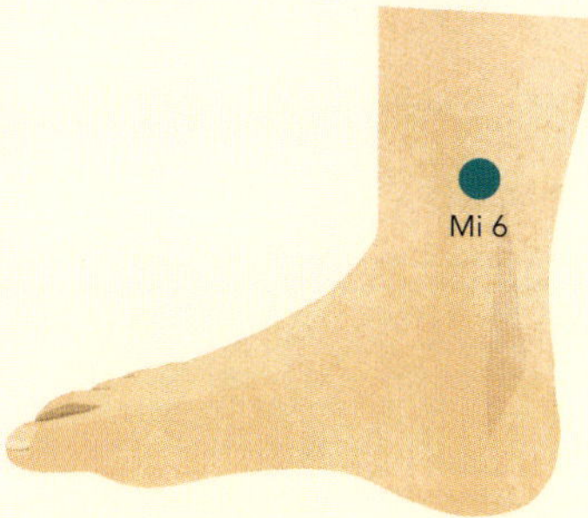

Lunge, Bronchien

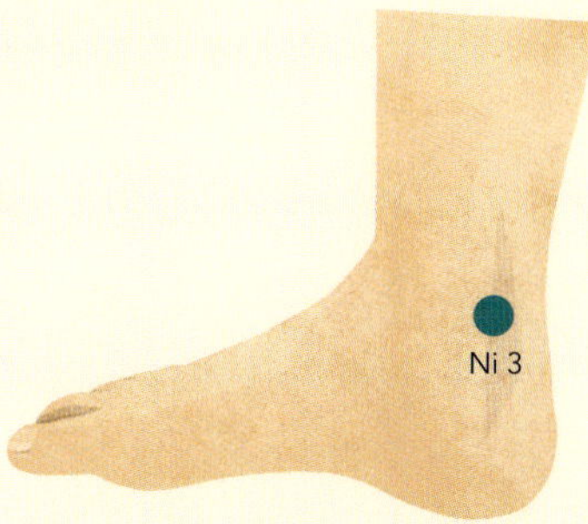

Erschöpfung

VIELFÄLTIGE WIRKUNG

Hier sehen Sie typische Stellen, an denen Fehlhaltungen, Verletzungen, Bewegungsmangel und Stress die Faszien schwächen können. Durch Cupping lassen sich die daraus folgenden Verhärtungen, Schmerzen und Blockaden wieder lösen.

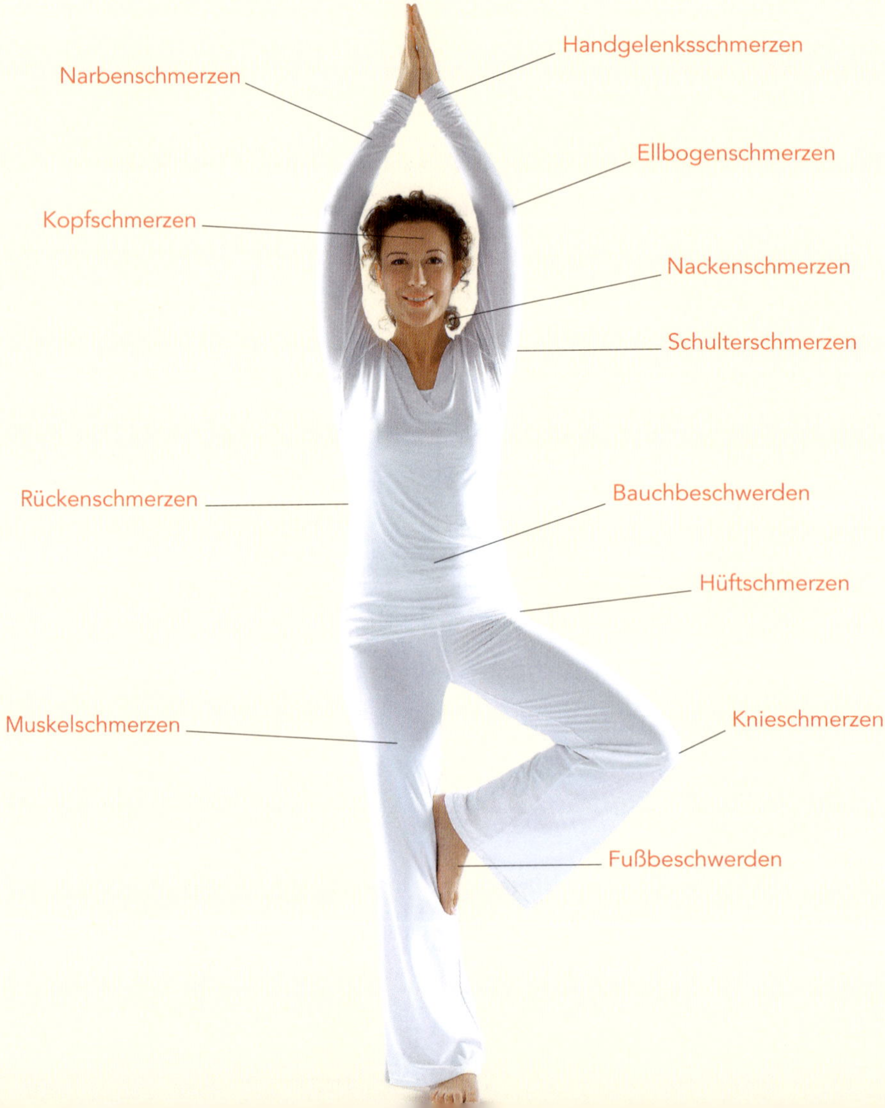

Die in diesem Buch eingesetzten Akupunkturpunkte und deren Stimulierung mithilfe von Faszien-Cups wurden in Zusammenarbeit mit dem TCM-Therapeuten Peter Holthausen aus Hamburg erarbeitet.

Triggerpunkte

Trigger bedeutet im Englischen »Auslöser«. In der Triggerpunktbehandlung melden entsprechende Punkte Schmerzen. Diese entstehen häufig durch Fehlhaltungen und -belastungen, die wiederum zu einer Dauerspannung in der Muskelfaszie und in der Folge zu Verhärtungen führen.
Die Triggerpunkte entstehen an der Stelle der maximalen Verhärtung im Muskel und können sowohl unter als auch ohne Druck schmerzhaft sein. Die Punkte sollten zum Beispiel durch Druck (Akupressur), Nadeln (Akupunktur), Stimulation (Taping), Klopfen (Tapping) oder Zug (Cupping) behandelt werden.

Fasziale Kraftübertragungswege

Das fasziale Gewebe umgibt und durchzieht den ganzen Körper als omnipräsentes Leit- und Versorgungssystem. Innerhalb dieses gigantischen Verkehrsnetzes existieren funktional wichtige Faszienleitwege ähnlich wie Autobahnen. Um Überlastung und Fehlbelastungen zu vermeiden beziehungsweise zu beheben, ist es wichtig, diese Leitwege funktionsstark zu halten und alle »Autobahnen« ausgeglichen zu nutzen. Damit sichert man eine aufrechte Haltung, einen direkten Kraftentwicklungsaufbau, eine schnelle Kommunikationsleitung und einen Bewegungs-Koordinator.
Die faszialen Kraftübertragungswege bilden sich aus der direkten Verbindung zwischen bestimmten faszialen Muskelkörpern, den verbindenden Sehnenabschnitten und Gelenkknorpel. Dieses höchst komplexe Zusammenspiel macht aus jeder Bewegung und Haltung eine Ganzkörperaufgabe und ist der Grund dafür, dass die Ursache für das Auftreten von Schmerzen oft an einer ganz anderen Stelle zu finden ist.
Kennt man den Verlauf der Hauptleitwege, kann man dieses Wissen in der Selbstbehandlung sowohl zum ursachenorientierten Behandeln als auch zum grundsätzlichen Ausgleich der inneren und äußeren Körperbalance nutzen. Über alle diese Verbindungspunkte und Wege kann man nämlich unmittelbar ins Körpergeschehen eingreifen und so selbstständig gezielt sein Allgemeinbefinden, seine Gesundheit sowie seine Leistungsfähigkeit verbessern. Es lohnt sich also, eine Beschwerde im Gesamtverlauf der »Autobahnen« zu betrachten und zu behandeln.
Aber auch präventiv, also um das (erneute) Auftreten von Beschwerden zu vermeiden, ist der Ausgleich des Spannungszustands und der Dehnfähigkeit in den Leitwegen eine wirkungsvolle Maßnahme. Alles, was Sie dazu brauchen, sind Faszien-Cups. Wie Sie sie einsetzen, erfahren Sie im folgenden Kapitel.

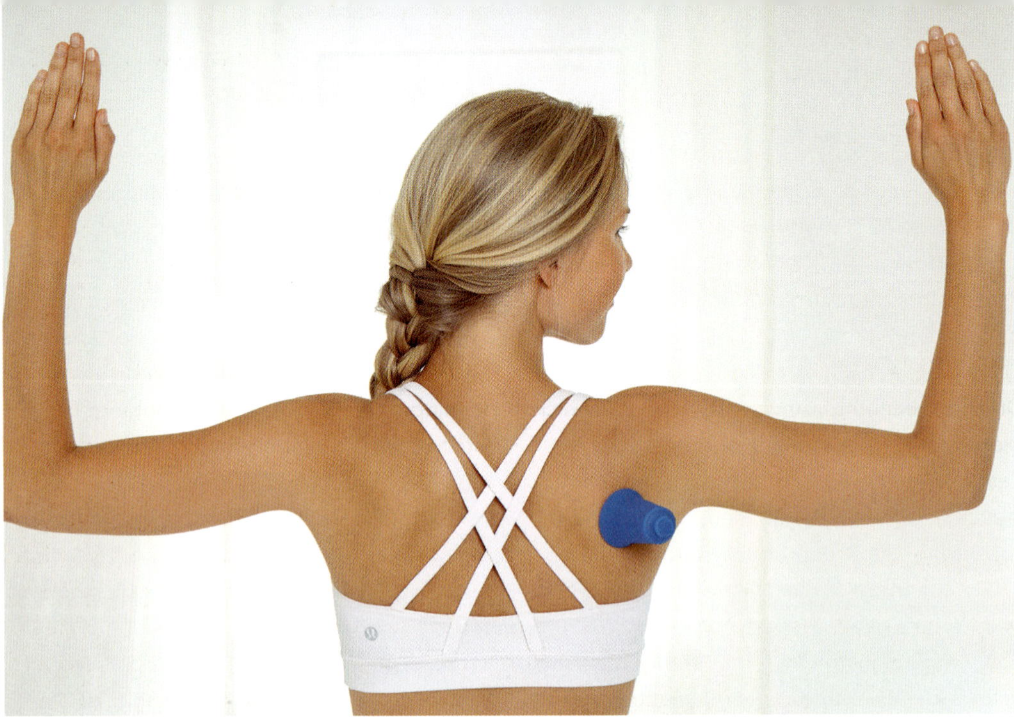

CUPPING-TECHNIKEN

Wir stecken alle in unserer eigenen Haut, und jede Haut hat ihre eigene Konsistenz und Empfindlichkeit. Damit ist auch das Schmerz- und Wohlfühlempfinden sehr individuell. Menschen, die äußerlich robust wirken, können trotzdem sehr sensibel auf Druck und Zug der Haut reagieren, während eher zarte Personen durchaus wenig bei der Behandlung mit dem Cup spüren können. Somit ist die Stärke der Hautstimulation und auch deren Reaktion sehr unterschiedlich.

Damit Sie den größtmöglichen Nutzen aus der Anwendung ziehen können, probieren Sie die Cups am besten einmal in allen ihren Varianten mit unterschiedlichem Druck und in den verschiedenen Techniken aus. Dabei werden Sie schnell erfahren, wo Ihr Wohlfühlbereich ist und an welchen Stellen am Körper

Sie mehr oder weniger empfindlich reagieren. Beim sogenannten Placing oder Sliding (**siehe Seite 32 und 35**) werden Sie bemerken, dass es Hautbereiche gibt, die sich auffällig schnell röten. Dies kann ein Hinweis auf in der Unterhaut liegende Blockaden sein, etwa eine Verklebung oder »Verschlackung«. Durch regelmäßige Anwendungen lassen sich diese lösen. Haben Sie etwas Geduld. Das Fasziengewebe benötigt ein wenig Zeit, um sich neu zu strukturieren. Dann entsteht ein langfristiger Effekt, der dauerhafter anhält. Aber auch kurzfristig werden Sie beim Cupping deutliche Erfolge haben, weil es hilft, bestimmte Bereiche zu entlasten und Schmerzen zu reduzieren. Nehmen Sie sich Zeit und entspannen Sie bewusst vor der Behandlung. Je gelassener Sie die Cupping-Anwendung angehen, desto intensiver wird das Gefühl der Regenerierung.

ALLGEMEINE HANDHABUNG

Cupping ist ganz leicht: Sie drücken den Cup einfach zusammen, setzen ihn auf die Haut auf und lassen wieder los. So entsteht ein Unterdruck und der Cup saugt sich an die Haut an. Wichtig ist, dass die Öffnung des Cups die Haut vollständig bedeckt, da sonst kein Unterdruck erzeugt werden kann.

Löst sich der Cup ungewollt ab, ist wahrscheinlich das Vakuum zu schwach, drücken Sie dann den Cup beim nächsten Aufsetzen etwas fester zusammen. Das erhöht den Unterdruck. Auch eine (zu) starke Körperbehaarung kann verhindern, dass der Cup fest haften bleibt. In einigen Fällen hilft es schon, die Partie oder den Rand des Cups vorher mit Massageöl zu bearbeiten. Manchmal ist jedoch auch eine Rasur nötig. Bei allen Techniken ist zudem die Geschwindigkeit, mit der der Cup bewegt wird, von Bedeutung. Beim Sliding kann sehr langsam und damit in die Tiefe gearbeitet werden oder relativ schnell und eher oberflächlicher. Dabei entstehen gegebenenfalls Hautmale, die sich in Einblutungen der Haut zeigen. Diese sind durchaus erwünscht, denn sie bringen lokal den Stoffwechsel in Schwung, weil der Körper wie bei einer Entzündungsreaktion beginnt, die eingelagerten Blutkörperchen wieder aus der Haut zu entfernen. Dazu werden körpereigene Transportmechanismen angeregt, den »Müll« zu entsorgen.

Kann man etwas falsch machen?

Durch die kinderleichte Handhabung ist Cupping sehr einfach umzusetzen. Richten Sie sich zudem nach den Empfehlungen in diesem Buch, gibt es im Grunde nichts, was Sie falsch machen können. Fragen Sie dennoch Ihren Arzt, ob es medizinische Risikofaktoren gibt. Und zugegeben: Manchmal ergibt sich nicht (gleich) die erhoffte Wirkung, das kann dann an vielen Faktoren liegen wie zum Beispiel der Tagesform oder Erfahrung und sollte Sie nicht entmutigen. Sie können in jedem Fall davon ausgehen, dass ein Liften der Fas-

zien einen positiven Effekt auf die Funktionsfähigkeit des faszialen Systems hat.
Achten Sie bei Anwendungen, bei denen der Cup an einer Stelle bleibt, gegebenenfalls auf eine angemessen kurze Zeit. Denn der Zug, den der Cup durch den Unterdruck auf die Haut ausübt, ruft relativ rasch ein Markierungsmal wie eine Art Knutschfleck hervor. Das kann aus ästhetischen Gründen unerwünscht sein oder einen zu hohen Reiz darstellen (siehe Blutergüsse, **Seite 41**), ist aber gesundheitlich unbedenklich. Passen Sie gegebenenfalls die Dosierung an, indem Sie zum Beispiel die Druckintensität verringern, den Cup nicht zu lange an einer Stelle lassen oder mehrere kurze Wiederholungen statt einer langen Anwendung machen.

KEINE ANGST VOR BLAUEN FLECKEN

Leichte Schröpfmarkierungen sind bei bestimmten Anwendungen jedoch durchaus beabsichtigt. Da das krankhafte Areal sehr verfestigt ist, ist es so unelastisch, dass durch den Unterdruck kleine Blutgefäße platzen. Das Blut stellt in den Weichteilen und Zwischengewebsräumen einen »Fremdkörper« dar, den der Organismus beseitigen möchte. Diese Minieinblutungen, Petechien genannt, kurbeln das Immunsystem an. Der Körper sendet daher verstärkt Reparaturzellen und Abwehrkräfte an diesen Ort. Durch diese Vorgänge setzt der Körper ganz von allein einen umfassenden Heilmechanismus in Gang.

Was tun, wenn die Anwendung unangenehm ist?

Sind Sie sehr schmerzempfindlich, brennt oder zwickt es während der Anwendung oder behandeln Sie empfindliche Bereiche, haben Sie zwei Möglichkeiten, um das Cuppen angenehmer zu gestalten:
Reduzieren Sie die Saugkraft, indem Sie den Cup weniger stark zusammendrücken. Das gilt für alle Methoden, kann aber zur Folge haben, dass sich der Cup während der Anwendung leichter löst. Es kann sein, dass Sie anfangs ein bisschen experimentieren müssen. Mit der Zeit entwickeln Sie dann aber ein gutes Gefühl für die Handhabung.
Verwenden Sie ein gleitendes Hautpflegemittel (Öl, Bodylotion). Dies empfiehlt sich insbesondere, wenn der Cup über die Haut bewegt werden soll. Achten Sie darauf, dass Sie ein hochwertiges Öl nehmen, denn nicht jedes Gleitmittel ist gleich gut. Es gibt Öle und Lotionen, die geradezu stumpf sind oder sich sehr schnell verflüchtigen. Am besten sind reichhaltige bio-zertifizierte und reine Produkte ohne allzu viele Zusatzstoffe. Ihre Haut wird es Ihnen zudem mit einem feineren, gleichmäßigen Hautbild danken.
Greifen Sie aber nicht sofort zu Öl oder Lotion, wenn der Cup mal nicht gleich gleiten mag. Manchmal ist das Gewebe unter ihm einfach noch nicht dazu bereit nachzugeben und der Cup lässt sich deswegen nicht von der Stelle bewegen.

SO EINFACH GEHT CUPPING

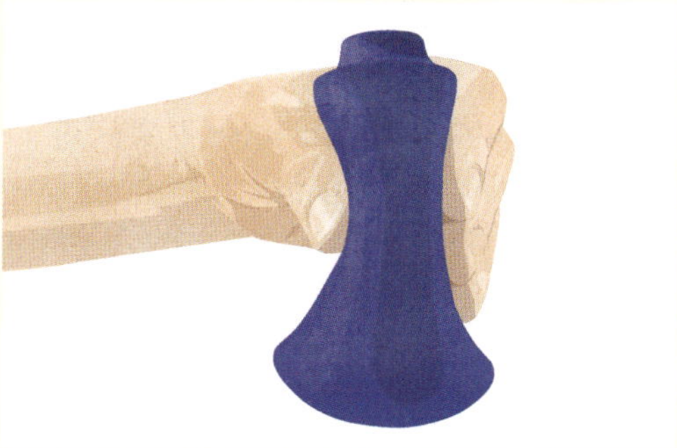

Zunächst drücken Sie den elastischen Silikon-Cup zusammen. Das gelingt ohne Kraftantrengung.

Halten Sie den Cup zusammengedrückt und setzen Sie ihn auf die Körperpartie, die Sie behandeln möchten.

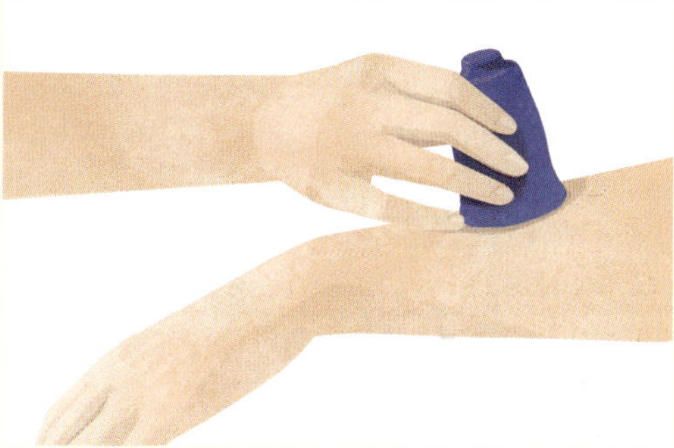

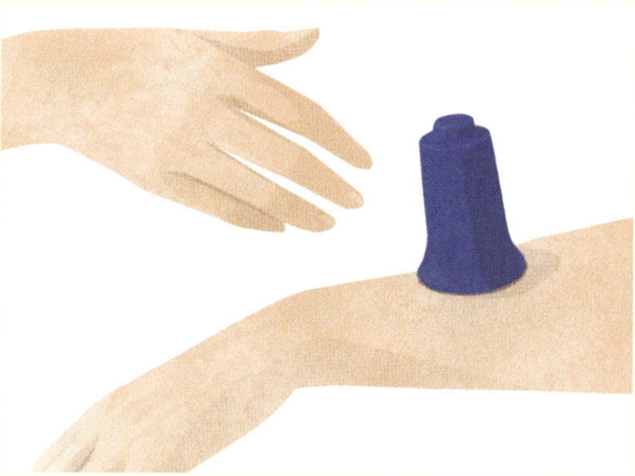

Wenn Sie den Cup nun loslassen, entsteht automatisch ein Unterdruck. Dieser Sog wirkt sich positiv auf das unter der Haut liegende Gewebe und die Faszienschichten aus.

Häufig lässt sich beobachten, dass nach einiger Zeit der Cup wie von Geisterhand auch ohne Hilfsmittel zu gleiten beginnt. Dann hat sich das Gewebe darunter gelöst und ist verschieblicher. Das Abwarten erhöht also Intensität und Effektivität des Cuppings und erleichtert das Wahrnehmen der Gegebenheiten und Signale Ihrer Körperstruktur.

KONTRAINDIKATIONEN

An einigen Körperstellen sollten Sie Faszien-Cups generell nicht anwenden. Dazu zählen die Brustwarzen, der Genitalbereich, der Anus, die Augen(-lider), die Lippen und die Mundhöhle. An diesen Stellen ist das Gewebe so dünn, dass eine Cupping-Behandlung eher schadet als hilft. Auch auf Lymphknoten sollte man nicht stationär cuppen, kommt man aber während einer Anwendung kurzzeitig über einen Lymphknoten, ist das unproblematisch.

Bei einer offenen Wunde sollte eine Anwendung ebenfalls unterlassen werden, da der Körper darum bemüht ist, diese zu verschließen. Beim Cupping würde die Stelle direkt unter dem Cup gedehnt, was im Normalfall kontraproduktiv wäre. In speziellen Ausnahmefällen wäre solch eine Anwendung einem ausgebildeten Therapeuten zu überlassen.

Dasselbe gilt bei einem akuten Verletzungsereignis. Entsprechend ist bei einem vollständigen Bänderriss (Totalruptur) eine Cupping-Anwendung nicht zu empfehlen. Besonders wenn es zu akuten Einblutungen kommt, benötigt der Körper erst einmal eine kurze Pause. Bei Teilrupturen oder Zerrungen macht eine Behandlung dagegen eher Sinn, denn Cupping kann dem Gewebe helfen, die verletzten Strukturen wieder zusammenzuführen. Sind dagegen mehrere Faszienhüllen um die Muskeln gerissen (Muskelfaserriss), sollten Sie mit der ersten Anwendung mindestens drei Wochen warten. Ist gar ein komplettes Muskelbündel gerissen, noch länger: Hier ist während der ersten sechs Wochen von einer Anwendung abzuraten.

Neben den bereits genannten Kontraindikationen sollte auch in folgenden Situationen nur nach ärztlicher Rücksprache gecuppt werden: Schwangerschaft, Entzündungen, Krampfadern, Neigung zu Blutergüssen, Geschwüre, reizbare Hauterkrankungen, Einnahme von blutverdünnenden Medikamenten, Tumore sowie alle unklaren und akuten Erkrankungen.

Von diesen Sonderfällen abgesehen und fachgemäß angewendet ist Cupping so gut wie ungefährlich und löst äußerst selten ungünstige Nebenwirkungen aus. Sollte es nach der Behandlung dennoch zu zusätzlichen leichten Beschwerden wie Schwindel, Unwohlsein oder Emotionalität kommen, ruhen Sie sich aus und trinken viel warmes stilles Wasser. Das unterstützt den Körper, die angeregten »Giftstoffe« zu entsorgen. Dies ist jedoch als natürliche Reaktion des Körpers anzusehen. Möglicherweise wurden »schlafende« Störherde geweckt, die der Körper nun regulieren kann.

EXPANDING

Technik

Die zu cuppende Stelle wird durch eine klassische Dehnübung in Vordehnung gebracht, dann wird ein Cup an die feste oder schmerzende Stelle gesetzt. Dies führt zu einer allgemeinen Aufdehnung der Körperpartie und einer verstärkten Dehnung ganz lokal.

Anwendung

Die Technik empfiehlt sich unter anderem bei Verkürzungen in der Struktur, die wie bei Rücken- und Nackenschmerzen zu Bewegungseinschränkungen führen, oder bei allgemeinem Unwohlsein und einem In-sich-Zusammenziehen (psychische Ursache, die sich physisch zeigt). Auch nach einem stressigen Tag tut Dehnung gut.

So geht's: Neigen Sie zum Beispiel Ihren Kopf zur Seite, bis Sie eine Dehnspannung in der Nackenmuskulatur spüren. Wenn Sie diese als effektiv und als noch angenehm empfinden (Wohlweh), setzen Sie den Cup auf die gedehnten Strukturen. Verändern Sie, wenn Sie möchten, die Position Ihres Kopfes noch einmal leicht, erhalten Sie die Dehnung dabei aber aufrecht. Wiederholen Sie die Anwendung einige Male und platzieren Sie den Cup auch an anderen Stellen.

Tipp: Sollten Sie den Cup in der Dehnungsposition nicht mehr aufsetzen können, versuchen Sie alternativ, erst den Cup aufzusetzen und dann die Dehnübung auszuführen.

Wirkung

Oft ist das Gewebe durch Schmerzzustände so verspannt, dass es sich kurz- oder langfristig verkürzt. Der Cup unterstützt die ausgeführte Dehnhaltung und verstärkt sie noch. Manchmal ermöglicht er sie sogar erst, weil mit seiner Hilfe der Schmerzpunkt behandelt wird, der Sie die Dehnung sonst nicht in ihrer vollen Länge ausführen lässt.

Die Kombination von globaler (durch die gedehnte Körperhaltung) und lokaler Dehnung (durch den Sog des Cups) bietet sich an, wenn sich mit einer Dehnübung allein nicht die volle Dehnfähigkeit der Strukturen »ausreizen« lässt. Indem das bereits vorgedehnte Gewebe zusätzlich noch mit dem Cup hochgezogen wird, entsteht mehr Raum in der gesamten Schicht.

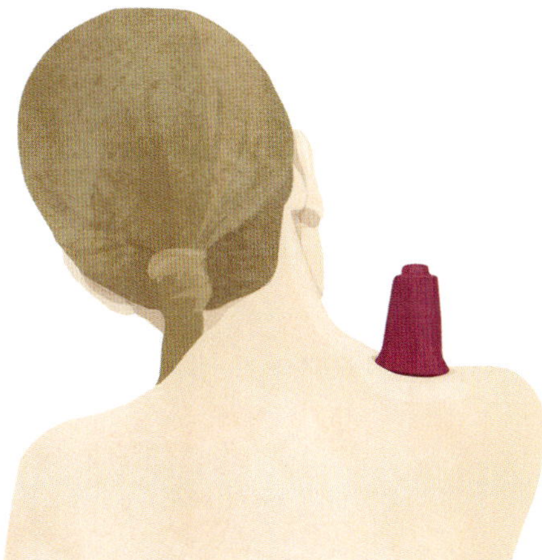

Expanding unterstützt die Dehnung. Der Cup bleibt dazu angesaugt auf der Haut.

MOBILIZING

Technik

Sie lassen den Cup ansaugen und bewegen dann ein nahe liegendes Körperteil. Das Verharren des Cups übt einen lokalen Zug im Gewebe aus. Wird nun das Gewebe darunter eigenständig bewegt, verschieben sich die Faszienschichten gegeneinander, während sie gleichzeitig durch den Cup nach oben gezogen werden. Es entsteht eine sogenannte Scherbewegung.

Anwendung

Unter anderem bei Bewegungseinschränkungen, wie zum Beispiel Knieverletzungen und Über- oder Fehlbelastung in den Bereichen rund um die Gelenke.

So geht's: Belassen Sie den angesaugten Cup auf der Haut und aktivieren Sie das Gewebe darunter durch Körperbewegung. Bei Kniebeschwerden können Sie zum Beispiel ein oder zwei Cups seitlich der Kniescheibe platzieren. Anschließend strecken und beugen Sie das Bein und kreisen den Fuß im Sprunggelenk. Damit setzt sich der lokale Zug bis in das Fasziengewebe des Unterschenkels und Fußes und im Verlauf der Leitbahnen bis in den Oberschenkel fort. Das entlastet und fördert die Regeneration.

Bei Schulterbeschwerden setzen Sie ein oder zwei Cups an diejenigen Stellen des Schultergelenks auf, die schmerzen. Dann lassen Sie den Arm für eine Minute langsam kreisen. Gehen Sie dabei bis an die Schmerzgrenze. Zusätzlich kann mit einem Gewicht gearbeitet werden, das den Arm und die Schulter nach unten ziehen soll. Heben Sie den Arm dabei aber nicht an, sondern bewegen Sie nur die Schulter hoch und tief beziehungsweise lassen Sie sie kreisen. Dadurch entsteht mehr Raum im Schulterdach – also genau an der Stelle, wo häufig zu wenig Platz ist und wo durch die Reibung Entzündungen und Schmerzen entstehen.

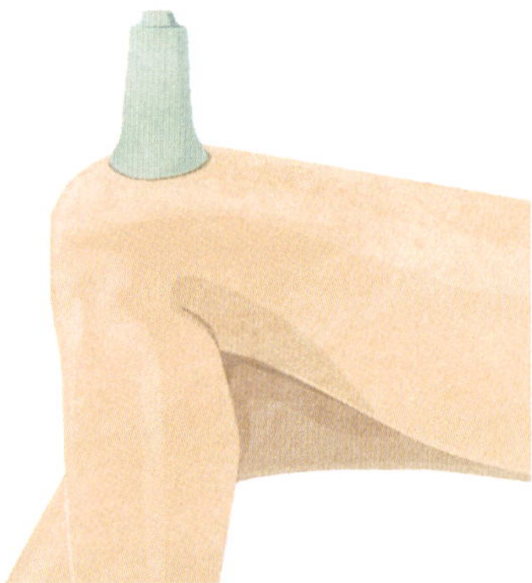

Beim Mobilizing bleibt der Cup an einer Stelle, während das Gewebe darum aktiv bewegt wird.

Wirkung

Es entstehen Scherkräfte, die die verklebten Faszienschichten voneinander lösen. Der Sog des Cups plus die Eigenbewegung des Fasziengewebes erzeugen eine verstärkende Wirkung. Die Kombination mit Sliding (**siehe Seite 35**) fördert den Abtransport von Stoffwechselendprodukten.

PINCHING

Technik

Diese Technik ist vergleichbar mit einer Zupfmassage: Wiederholter kurzer Saugkontakt wechselt sich ab mit vollständigem Lösen des Cups von der Haut.

Anwendung

Pinching hat eine stark anregende und durchblutungsfördernde Wirkung und eignet sich daher unter anderem hervorragend zur Vorbeugung und Behandlung von Cellulite und Dehnungsstreifen.

So geht's: Lassen Sie den Cup ansaugen und ziehen Sie ihn dann sofort wieder ab (mit oder ohne gleitendes Hautpflegemittel). Wiederholen Sie dies mehrmals und schnell, sodass es sich wie Zupfen anfühlt. Wenn Sie den Cup dabei sanft ansaugen und langsam wieder abziehen, geben Sie der Faszie Zeit, sich auszudehnen und auseinanderzugleiten. Bei kräftigem Unterdruck und schnellem Zupfen reagiert die Faszie dagegen mit mehr Festigkeit und Stabilität.

Der Cup kann immer wieder auf einer Stelle, in einer bestimmten Region oder auch großflächig gesetzt werden. Pinchen Sie jedoch nicht zu lange an ein und derselben Stelle, da der betroffene Bereich sonst zu stark gereizt wird. Vertrauen Sie in der Dosierung Ihrem Gefühl. Fangen Sie lieber sanft und kurz an und steigern Sie die Dauer und Intensität mit der Zeit.

Wirkung

Kraftvolles, dynamisches Pinchen fördert die Elastizität und nutzt den sogenannten Recoil-Effekt (Rückzugspannung im Gewebe, um nach einer Ausdehnung wieder zu Ursprungsort und -form zurückzukommen).

Die Technik wird traditionell als Maßnahme gegen Dellen (Orangenhaut) und Dehnungsstreifen empfohlen. Idealerweise nutzen Sie sie bereits präventiv, um das Gewebe gut auf eine Überdehnung vorzubereiten (zum Beispiel in der Schwangerschaft) oder um die Vitalisierung des Gewebes aufrechtzuerhalten und Verklebungen zu vermeiden. Doch auch nachträglich angewendet, können Sie eine mindernde Wirkung etwa bezüglich verklebungsbedingter Cellulite und zeitnaher Überdehnungsvorgänge erwarten. Der durchblutungsfördernde Effekt unterstützt diese Wirkung zusätzlich.

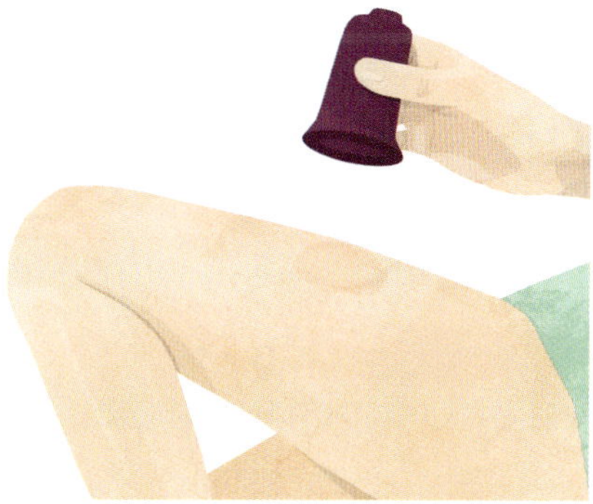

Beim Pinching saugt sich der Cup kurz an, dann ziehen Sie ihn gleich wieder ab.

PLACING

Technik

Sie lassen den Cup ansaugen und belassen ihn dann einfach an demjenigen Ort, um die körpereigene Aufmerksamkeit auf diese Stelle zu lenken.

Anwendung

Diese Technik hat sich vor allem bei sehr empfindlichen Stellen, bei dünner Haut, auf frischem Narbengewebe und bei besonders schmerzhaften Punkten im Gewebe bestens bewährt, da sie auch sehr sanft eingesetzt werden kann.

So geht's: Zur Stimulation setzen Sie den Cup auf einen Akupunktur- oder Schmerzpunkt Ihrer Wahl (**siehe auch ab Seite 20**) und lassen ihn dort seine Wirkung entfalten. Das heißt: Sie belassen den angesaugten Cup auf der Stelle, tun nichts und entfernen ihn dann wieder. Für einen behutsamen Einsatz genügen maximal 30 Sekunden. Verbleibt der Cup länger auf einer Stelle, steigert sich die Wirkungsintensität proportional. **Wichtig:** Cremen Sie die Haut vorher möglichst nicht ein, da ein Gleitmittel gegebenenfalls die Tiefenwirkung der Behandlung reduziert.

Wirkung

Placing schafft im Fasziensystem Raum für verbesserten Austausch von Stoffwechselprodukten und intensiviert das »In-sich-Hineinspüren«: Wo beispielsweise befindet sich eine Blockade? Der Körper erkennt den Cup als Fremdeinwirkung und sendet verstärkt Heil- und Abwehrzellen dorthin. So können Sie zum Beispiel bei Kopfschmerzen oder nach einem anstrengenden Tag den Cup einfach im Nackenbereich dort aufsetzen, wo Sie Ihr Gefühl hinleitet.

Der spezifische Reiz erleichtert auch ganz allgemein das mentale Loslassen, da der Körper aktiv dabei unterstützt wird, sich besser selbst zu helfen.

Die Wirkung ist bei kurzer Anwendung relativ sanft und lässt sich daher auf sensiblen Bereichen gut anwenden. **Tipp:** Beginnen Sie Ihre Cupping-Behandlung gegebenenfalls mit kurzem Placing und gehen Sie erst dann zu intensiveren Techniken über. Oder beenden Sie Ihre Behandlung mit Placing, um die Regeneration einzuleiten.

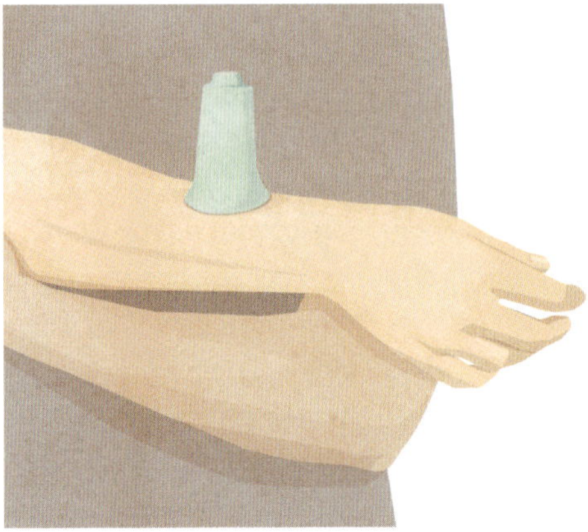

Placing hilft, Blockaden zu lösen. Der Cup bleibt dazu an einer Stelle stehen.

PRESSING

Technik

Hier wird das Areal, das unter der Cup-Spitze liegt (zum Beispiel ein Schmerz- oder Triggerpunkt, **siehe Seite 23**) »ausgedrückt«, damit neues Gewebewasser nachfließen kann (Schwammeffekt) und sich Verklebungen lösen (Schmelzeffekt).

Anwendung

Unter anderem bei punktuellem Schmerzempfinden zum Beispiel an den Schläfen bei Kopfschmerzen oder im Bereich der Halswirbelsäule bei Nackenbeschwerden.

So geht's: Setzen Sie den kleinen Cup wie einen Fingerhut auf ihren Daumen oder Zeigefinger und fahren Sie mit der Cup-Spitze über die Haut, bis Sie die schmerzhafte Stelle gefunden haben. Drücken Sie dann dort mit gleichbleibender oder steigender Intensität den Cup in die Haut, bis der Schmerz nachlässt. Wenn Sie sich bei dieser Technik ausreichend Zeit geben, bis ein Gefühl des »Einschmelzens« entsteht, können Sie deutlich spüren, dass das Gewebe mit der Zeit nachgibt und auseinanderweicht. Dies lässt sich vor allem an Stellen wahrnehmen, die eine hohe Gewebespannung oder verhärtete Verspannungen aufweisen. Anschließend den Punkt langsam kreisend mit Circling (**siehe Seite 39**) massieren.

Bis sich die Verspannungen auflösen, können mehrere Behandlungen nötig sein. Und da sie häufig auf Fehlhaltungen und mangelnde Bewegung zurückzuführen sind, ist ein gezieltes Training begleitend zum Cupping äußerst sinnvoll.

Wichtig: Der gezielte Druck löst. Gehen Sie dabei aber trotzdem gefühlvoll vor, da es wichtig ist, dass sich der Mensch beim Pressing grundsätzlich entspannt.

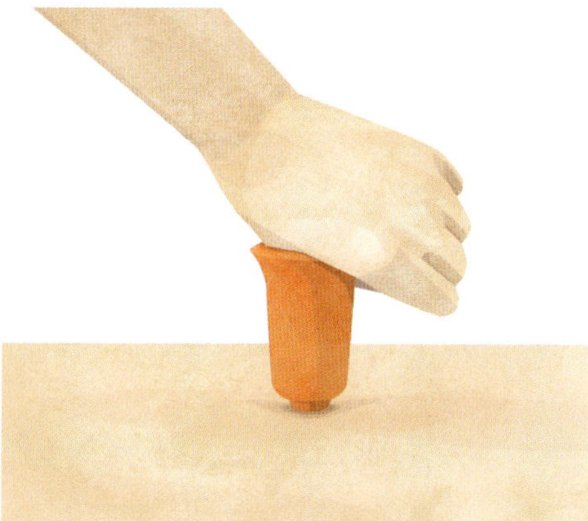

Beim Pressing wird ein Triggerpunkt mit der Cup-Spitze aktiviert.

Wirkung

Man geht davon aus, dass Schmerzrezeptoren in der Faszie durch Pressing zu Bewegungsrezeptoren »umgestimmt« werden. Außerdem werden, wenn die Technik ausreichend langsam angewendet wird, Botenstoffe ausgeschüttet, die zu einer Entspannung der Faszie führen. Dadurch lösen sich punktuelle Blockaden in den Leitbahnen, Akupressur- und Triggerpunkten.

PUMPING

Technik

Beim Pumping wird der angesaugte Cup soweit gezogen, dass er sich gerade nicht löst, und dann wieder in die Ausgangsposition abgesenkt. »Pumpen« bringt Bewegung in die Grundsubstanz und Elastizität ins Gewebe.

Anwendung

Die Technik empfiehlt sich unter anderem bei Wassereinlagerungen und weiteren Kreislaufbeschwerden, weil sie Flüssigkeiten wieder in Schwung bringt.

So geht's: Setzen Sie den Cup auf die Haut. Anschließend heben Sie ihn an und lassen los, ohne das Vakuum zu lösen. Der Cup bleibt also die ganze Zeit auf der Haut und schickt lediglich »Pumpwellen« in die Faszie.

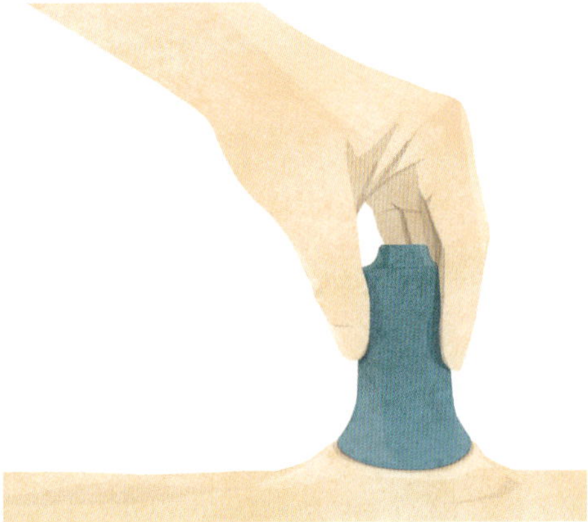

Im Gegensatz zum Pinching löst sich der Cup beim Pumping nicht von der Haut.

Intensität und Geschwindigkeit richten sich dabei nach dem Ziel und dem eigenen Wohlbefinden: Wählen Sie eine langsame Geschwindigkeit zum Beispiel bei einem Stau im Flüssigkeitshaushalt. Möchten Sie generell die Zirkulation in der Grundsubstanz anregen, pumpen Sie ähnlich wie Stoßwellen mit schnellen Schwüngen. Zum Lösen von Spannungszuständen ist ein starker, längerer Zug mit anschließender Regenerationspause wirkungsvoll (progressive Faszienrelaxation). Um Spannung ins Gewebe zu bringen (zum Beispiel nach einer Überdehnung wie in der Schwangerschaft) machen Sie intensive, dynamische Pumpbewegungen. **Tipp:** Verzichten Sie möglichst auf den Gebrauch von Öl, damit der Cup eine gute Soghaftung behält.

Wirkung

Der Wechsel von Zug und Loslassen hat einen starken Einfluss auf den Wasserhaushalt und die Spannung im Gewebe. Langsame Bewegungen lösen dieses bis in die Tiefe und sorgen so für mehr Elastizität. Der Effekt: mehr Raum, Weichheit und Entspannung. Kurze Wellen oder Impulse geben dem Gewebe die Information sich anzuspannen, zu stärken und mehr Widerstand zu entwickeln. Damit wird Kraft und Stabilität aufgebaut. Der Wechsel zwischen Sog und Druck sorgt für die mechanische Unterstützung des Flüssigkeitsaustausches im Fasziengewebe. Abschließend oder zwischendurch ist Sliding (**siehe Seite 35**) eine gute Unterstützung.

SLIDING

Technik

Indem Sie den angesaugten Cup über die Haut ziehen, werden die Faszienschichten angehoben und gegeneinander verschoben.

Anwendung

Die Technik hat sich unter anderem bei Verspannungen und Verklebungen im Verlauf einer Faszienleitbahn oder des Fasziennetzes bewährt. Diese äußern sich zum Beispiel in Form von Bewegungseinschränkungen oder verminderter Leistungskraft des Organismus. **So geht's:** Bewegen Sie den angesaugten Cup über die Haut. Ein hohes Tempo wirkt eher tonisierend (kräftigend), während langsame Bewegungen detonisierend (entspannend) wirken. Das legt nahe: Vor dem Sport erhöhen schnelle und intensive Streichbewegungen die Muskelspannung und können dadurch die Leistungsfähigkeit heraufsetzen. Die Technik ist dann von flächigen Bahnen oder auch durch relativ schnelle Zickzackbewegungen geprägt. Auf die belebende Anwendung folgt ein vitaleres Gefühl.
Bei Anspannung durch stressige Situationen im Alltag oder auch durch Sport sollte der Cup zur Entspannung und Regeneration genutzt werden. Langsames Sliden in Bahnen oder auch in großen oder kleinen Kreisen ist hier die angebrachte Technik. Das Gewebe erhält dabei die Gelegenheit, sich wieder auszudehnen. Je nach Bedarf kann der Cup dazu mit unterschiedlicher Intensität aufgesetzt werden.

Wirkung

Wenn Faszienschichten deutlich geringer zueinander verschieblich sind als bei einem gesunden Menschen, kommt es zu Bewegungseinschränkungen, die bei alltäglichen Bewegungen behindern und zu massiven Schmerzen führen können. Neben Sport und Bewegung kann auch Cupping vorbeugen: Durch Cupping wird der Organismus grundsätzlich mobilisiert, insbesondere der Lymphfluss und die Durchblutung werden erhöht. Es entstehen Länge und Raum im Gewebe, und Qualität und Quantität der Flüssigkeit in der faszialen Grundsubstanz werden verbessert. Damit lösen sich Verspannungen, Verklebungen und Schmerzzustände.

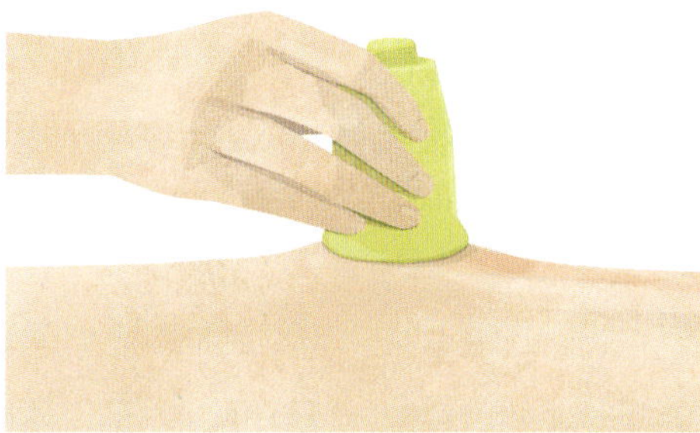

Beim Sliding wird der angesaugte Cup über die Haut gezogen.

SPINNING

Technik

Beim Spinning wird der Cup nach dem Ansaugen gedreht, wodurch sich die Oberfläche »verwringt« und ein starker Reiz in alle Gewebeschichten und Richtungen gesetzt wird.

Anwendung

Unter anderem verringert die Spinning-Technik die Faltenbildung, strafft die Haut und regt diese zur Gewebevitalisierung an. Ähnlich wie bei der Akupunktur können mit dieser Technik einzelne Punkte auf den Leitbahnen (**siehe Seite 20**) behandelt werden.
So geht's: Setzen Sie den Cup auf die Haut, lassen Sie ihn sich ansaugen und drehen Sie ihn dann auf der Stelle langsam hin und her. Dazu umfassen Sie den Cup im oberen Bereich und drehen ihn erst vorsichtig und mit wenig Druck, später dann so weit wie möglich. Sie können ihn dann gegebenenfalls sogar »überdrehen«, wenn es Ihnen angenehm erscheint und sich passend anfühlt (das erinnert an den »Brennnesselgriff« aus der Kindheit). Grundsätzlich stehen aber Qualität und individuelles Empfinden im Vordergrund.
Die Behandlungsstrategie mit dieser Technik kann sich mit der Zeit verändern, da sich das Fasziensystem auf die Anwendung nach und nach einstellt.
Tipp: Verzichten Sie möglichst auf eine Verwendung von Öl, damit der Cup eine gute Soghaftung behält.

Wirkung

Das »Verwringen« lockert verklebtes Gewebe und fördert die Durchblutung und andere Stoffwechselprozesse. Die Behandlung hat oberflächlich gesehen einen lokal begrenzten Effekt. Wie bei anderen Techniken auch, ist jedoch die Wirkung auf das Gesamtsystem nicht zu unterschätzen. Schon die kleinste Berührung kann das gesamte Faszien- und Gefühlssystem verändern. In diesem Zusammenhang steht auch die Wirkung, die ein Cup beim Spinning entfaltet, wenn Sie ihn zum Beispiel auf einen Akupunkturpunkt setzen. Zur Unterstützung der Ver- und Entsorgung von Stoffwechselprodukten empfiehlt sich im Anschluss eine Sliding-Behandlung (**siehe Seite 35**). Ziehen Sie dabei den Cup nicht nur über die soeben behandelte Spinning-Stelle, sondern auch großzügig über die Umgebung rundum.

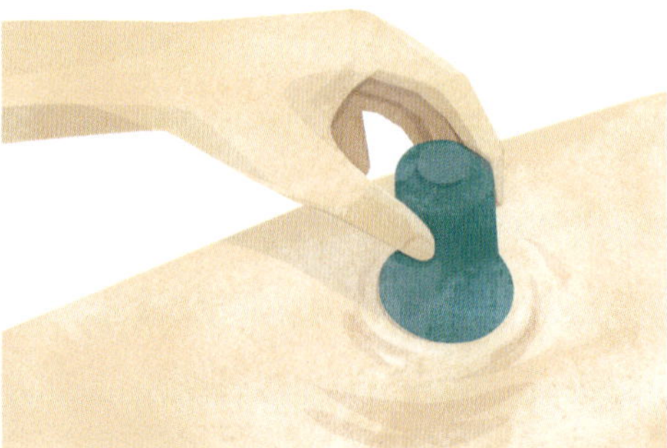

Der Cup bleibt an einer Stelle und wird dort nach links und rechts gedreht.

STRETCHING

Technik

Zwei Cups werden direkt über die schmerzende Stelle gesetzt und in entgegengesetzte Richtungen gezogen (wie beim Sliding, **siehe Seite 35**). So wird das Gewebe besonders stark gedehnt.

Anwendung

Die Technik empfiehlt sich unter anderem bei Fehl-, Schon- und einseitigen Haltungen. Müssen Sie zum Beispiel viel am Schreibtisch sitzen und haben deshalb oft Nackenschmerzen, wäre die Anwendung am Dekolleté effektiv, um die dort entstandene Verengung zu lösen.
Oder leiden Sie unter Rückenschmerzen im unteren Rücken? Dann macht es Sinn, die Stretching-Technik dort anzuwenden, also die Cups links und rechts neben der Wirbelsäule zu platzieren und auseinanderzuziehen – und sich auf diese Weise den gesamten Rücken »hochzuarbeiten«. Bitten Sie gegebenenfalls Ihren Partner/Ihre Partnerin oder einen Freund/eine Freundin um Hilfe, wenn Sie die Partie allein schlecht erreichen.

So geht's: Lassen Sie zwei Cups sich direkt auf der schmerzenden Stelle ansaugen (die Cups können die gleiche Größe haben oder auch unterschiedlich groß sein). Ziehen Sie die beiden Cups nun in langsamem Tempo und in entgegengesetzter Richtung voneinander weg. Nehmen Sie die Cups am Ende der Sliding-Strecke ab und setzen Sie sie am Ausgangsort in etwas anderer Position erneut auf die Haut. Dann sliden Sie sie wieder langsam auseinander. Wiederholen Sie diesen Vorgang noch einige Male.

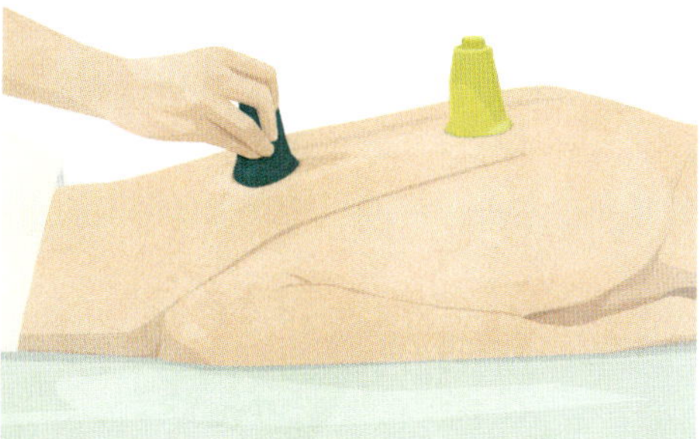

Beim Stretching werden zwei Cups platziert und dann auseinandergezogen.

Wirkung

Durch den gleichzeitigen Zug in entgegengesetzte Richtungen auf die Faszien hat man das Gefühl, dass das Gewebe »geöffnet« wird. In den neu geschaffenen Räumen kann der Stoffwechsel wieder frei stattfinden, Verbrauchtes abtransportiert und Frisches aufgenommen werden.
Aber auch das Gewebenetzwerk selbst vergrößert sich und dehnt sich aus – als würde man ein großes Schwungtuch aufspannen. So kann sich die Faszie aus sich heraus zu ihrer ursprünglichen Größe und vollen Beweglichkeit entfalten.

TAPPING

Technik

Durch Klopfen mit der Cup-Spitze auf einen Punkt oder ein Gebiet lockern sich generell die Strukturen.

Anwendung

Die Anwendungsbereiche des Klopfens reichen von der allgemeinen Wohlfühlmassage bis hin zu gezielter therapeutischer Massage, um Blockaden zu lösen und die körpereigenen Selbstheilungskräfte anzuregen. Tapping ist also auch eine gute Vorbereitung auf weitere Anwendungen, zum Beispiel in der Schulter-Nacken-Region oder im unteren Rücken und am Gesäß. Klopfen Sie sich mal auf die Schulter – Selbstanwendung absolut erwünscht!

Auch punktuelle Verspannungen lassen sich mit dieser Technik gut auflösen, weil dabei gezielt in die verspannten Muskelbereiche oder auch in einzelne (Akupressur-)Punkte geklopft wird.

So geht's: Halten Sie den Cup am Peeling-Rand fest oder setzen Sie sich ihn auf den Zeigefinger. Um mehr Stabilität zu erhalten, stecken Sie den kleineren Faszien-Cup in den größeren. Benutzen Sie den Cup beziehungsweise die Cups wie einen Klopfer, um auf den betroffenen Stellen »herumzuhämmern« – zunächst mit wenig Intensität. Sollten Sie feststellen, dass Sie auch etwas mehr »Power« gebrauchen können, verstärken Sie die Kraft, mit der Sie klopfen.

Wirkung

Klopfen lockert das Gewebe und fördert die Durchblutung. Das lässt die Faszien weicher werden, aktiviert die Stoffwechselprozesse und vitalisiert die Zellen. Tapping durchwalkt auch die tiefer liegenden faszialen Schichten und erzielt so eine Tiefenwirkung. Dabei erwärmen sich die Muskeln in ihren Faszienkörpern, die Zwischenzellräume werden gleitfähiger und der gesamte Muskelabschnitt »saftiger«.

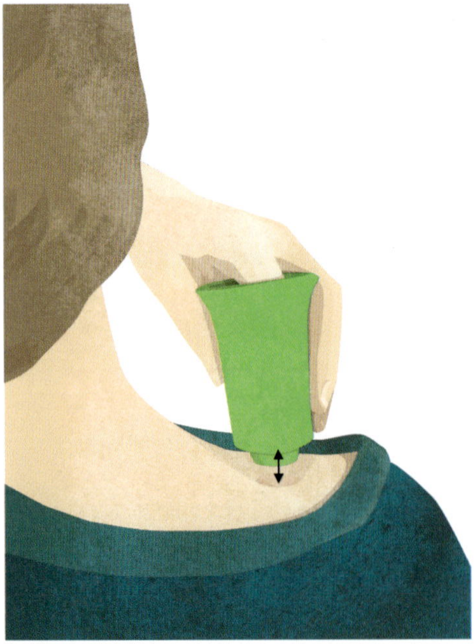

Tapping lockert Verspannungen durch Klopfen mit der Cup-Spitze.

TIPPING/CIRCLING

Technik

Bei dieser Technik wird der Winkel des angesaugten Cups immer wieder verändert und mit der angehobenen Cup-Seite eine punktuell verstärkte Aufdehnung erzeugt, während gleichzeitig mit der gegenüberliegenden Cup-Seite ein sanfter Druck erfolgt.

Anwendung

Bei Beschwerden, die entweder punktuell oder besonders hartnäckig sind, ist diese Technik ideal, etwa bei feinen oder wulstigen Narben (die Narbe sollte komplett abgeheilt sein). Tipping empfiehlt sich zudem bei sehr empfindlichen Körperstellen und entzündeter Haut sowie zur Stimulation eines Akupunkturpunktes.

So geht's: Setzen Sie den Cup auf die Haut, lassen Sie ihn sich ansaugen und drücken/kippen Sie dann die Spitze in verschiedene Richtungen. Achten Sie dabei darauf, dass der Peeling-Rand die ganze Zeit den Kontakt zur Haut behält. Sie können den Cup auch kreisend anheben (ohne ihn dabei zu lösen), das bezeichnet man dann als Circling. **Tipp:** Verwenden Sie möglichst kein Öl, damit der Cup gut haftet.

Wirkung

Durch das Kippen hebt sich nicht nur das Gewebe in der Mitte des Cups, sondern auch jenes unter dem angehobenen Peeling-Rand. An der Kante des Cups entstehen so besondere Sogkräfte, die das Gewebe dort zusätzlich nach oben ziehen und dann wieder etwas entspannen lassen. Gleichzeitig fixiert man durch den Druck der gegenüberliegenden Cup-Seite das Gewebe. Das verstärkt die Sogwirkung und hilft zum Beispiel bei lokalen Beschwerden wie Narben oder Triggerpunkten, den Bereich gezielter anzusteuern. Nutzt man außerdem den Massageeffekt, wird durch die Aktivierung des Stoffwechsels der Heilungsprozess und die Gewebeneubildung verstärkt angeregt.

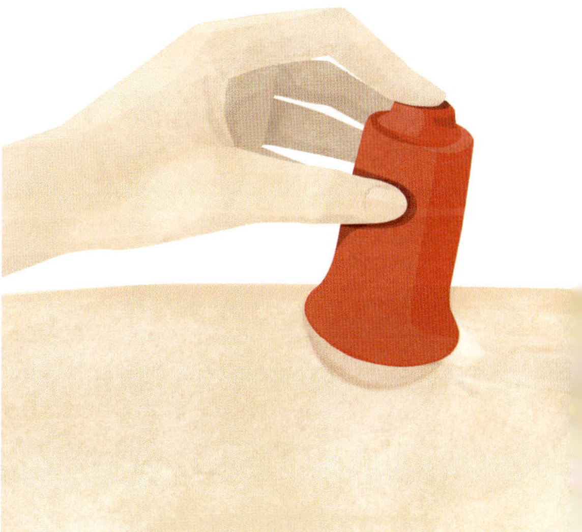

Beim Tipping wird der angesaugte Cup auf der Haut hin- und hergekippt, beim Circling in sich gedreht.

WORAUF IST VOR UND NACH DER ANWENDUNG ZU ACHTEN?

Cupping ist umso wirksamer, wenn Sie folgende Tipps beherzigen.

VORBEREITUNG

Trinken Sie während und nach der Anwendung ausreichend Wasser. Idealerweise lieber warm als kalt und ohne zugesetzter Kohlensäure. Außerdem benötigen die Zellen Wasser zur Regeneration. Da Wasser ungefähr 1,5 Stunden benötigt, um in den Zellen anzukommen, trinken Sie möglichst auch schon eine Stunde vor der Behandlung. Dann steht das Wasser den Zellen nach der Behandlung bereits zur Verfügung.

Nehmen Sie vor dem Cupping keine beziehungsweise nur leichte Mahlzeiten zu sich, weil der Körper dann nicht mit der Verdauung beschäftigt ist und der Behandlungsprozess uneingeschränkt wirken kann.

Fahren Sie vor der eigentlichen Behandlung mit sanften Bewegungen über das entsprechende Areal. Der innovative Peeling-Rand trägt dabei abgestorbene Hautschuppen ab und sorgt so für ein feineres Hautbild. Das optimiert die Aufnahme- und Abgabefähigkeit der Haut. Der Körper kann besser entsäuern, und die Eigenregulation der Haut optimiert sich.

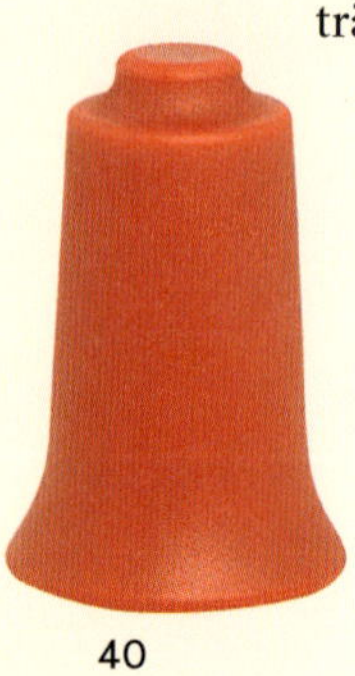

BEIM CUPPEN

Beachten Sie, dass es bei längerer punktueller Anwendung zu sogenannten Schröpfmarkierungen kommen kann. Diese zeigen sich nach unseren Erfahrungswerten …

- bei empfindlicher Haut nach etwa 3 bis 5 Minuten,
- bei normaler Haut nach etwa 5 bis 7 Minuten,
- bei robuster Haut nach etwa 7 bis 9 Minuten.

Allerdings kommt es immer auch auf die Körperstelle, deren Zustand und die angewendete Technik an. Schröpfmarkierungen hängen darüber hinaus auch von der Nährstoffversorgung des Gewebes, der jeweiligen Intensität, den bestehenden Verfilzungen und möglichen weiteren Bedingungen ab. Daher sollten Sie unbedingt die bei den Beschwerdebilder ab **Seite 45** angegebenen Anwendungsempfehlungen beachten und gegebenenfalls sogar abschwächen.

Wenn im Praxisteil dieses Buches Angaben zur Behandlungsdauer, zu Wiederholungen und Pausenzeiten gemacht werden, handelt es sich daher immer nur um Richtwerte.

Achten Sie unbedingt auf Ihr Gefühl und die Signale Ihres Körpers. Denn jede Beschwerde bringt andere Begleitumstände mit sich, jeder Mensch ist unterschiedlich konstituiert und hat eine individuelle Sensitivität.

REGENERATION

Sorgen Sie im Anschluss an die Behandlung für angemessene Ruhezeiten und genügend Schlaf. Der Körper benötigt diese Phasen, um die Impulse zu verarbeiten und zur Regeneration und Vitalisierung der Zellen.
Hören Sie beim Cupping selbst auf Ihren Körper und Ihr Gefühl und achten Sie auf eine effektive Intensität (Wohlweh). Ist der Schmerz so groß, dass sich Ihre Strukturen verkrampfen, kann die Behandlung mit Cups nicht mehr wirken.
Überhaupt gilt beim Cupping: Viel hilft nicht unbedingt viel. Gönnen Sie sich bei mehreren Anwendungen einige Tage Pause, denn eine Behandlung gibt Impulse, die der Körper erst einmal in Ruhe verarbeiten muss. Die eigentliche nachhaltige Wirkung des Cuppens erfolgt in der Zeit danach. Sie können die Behandlung gern wiederholen. Irgendwann sollte sich der Körper aber auch wieder reguliert haben.

BLUTERGÜSSE UND CO.

Es wird empfohlen, Schröpfmarkierungen und Schmerzen, die von der Behandlung herrühren, erst abklingen zu lassen, ehe man erneut cuppt.

Wer nach einer Sportverletzung mit den Faszien-Cups arbeiten möchte, beispielsweise bei einem Bänderanriss, sollte ebenfalls unbedingt beachten, dass die Einblutung ins Gewebe bereits zum Stillstand gekommen ist (üblicherweise ist es rund 24 Stunden nach dem Unfall so weit). Erst dann kann der »Stau« in Angriff genommen werden.
Die Unterstützung der Neuordnung und besseren Nährstoffversorgung der Faszien erlaubt auch ganz konkrete Präventionsmaßnahmen, etwa vor einer geplanten Operation. Wenn Sie schon im Vorfeld auf ein möglichst intaktes Fasziennetz hinarbeiten, »finden« sich Strukturen nach der OP leichter, schneller und in der funktionellen Richtung wieder. Die entschlackende Funktion kann auch die operative Praxis erleichtern.
Maßnahmen dieser Art, die Beiträge zu einem guten Allgemeinzustand leisten, werden auch als »Fit in, fit out« bezeichnet und sollen helfen, den stationären Klinikaufenthalt zu verkürzen und den Körper schnellstmöglich wieder in Bewegung zu bringen.

REINIGUNG/STERILISATION

Faszien-Cups können in der Spülmaschine oder von Hand mit handelsüblichem Spülmittel gereinigt werden. Zur Desinfektion eignen sich aldehydfreie Desinfektionsmittel (etwa fünf Minuten einwirken lassen). Und weil die Faszien-Cups unempfindlich gegen hohe Temperaturen sind, ist auch eine Dampfsterilisation möglich.

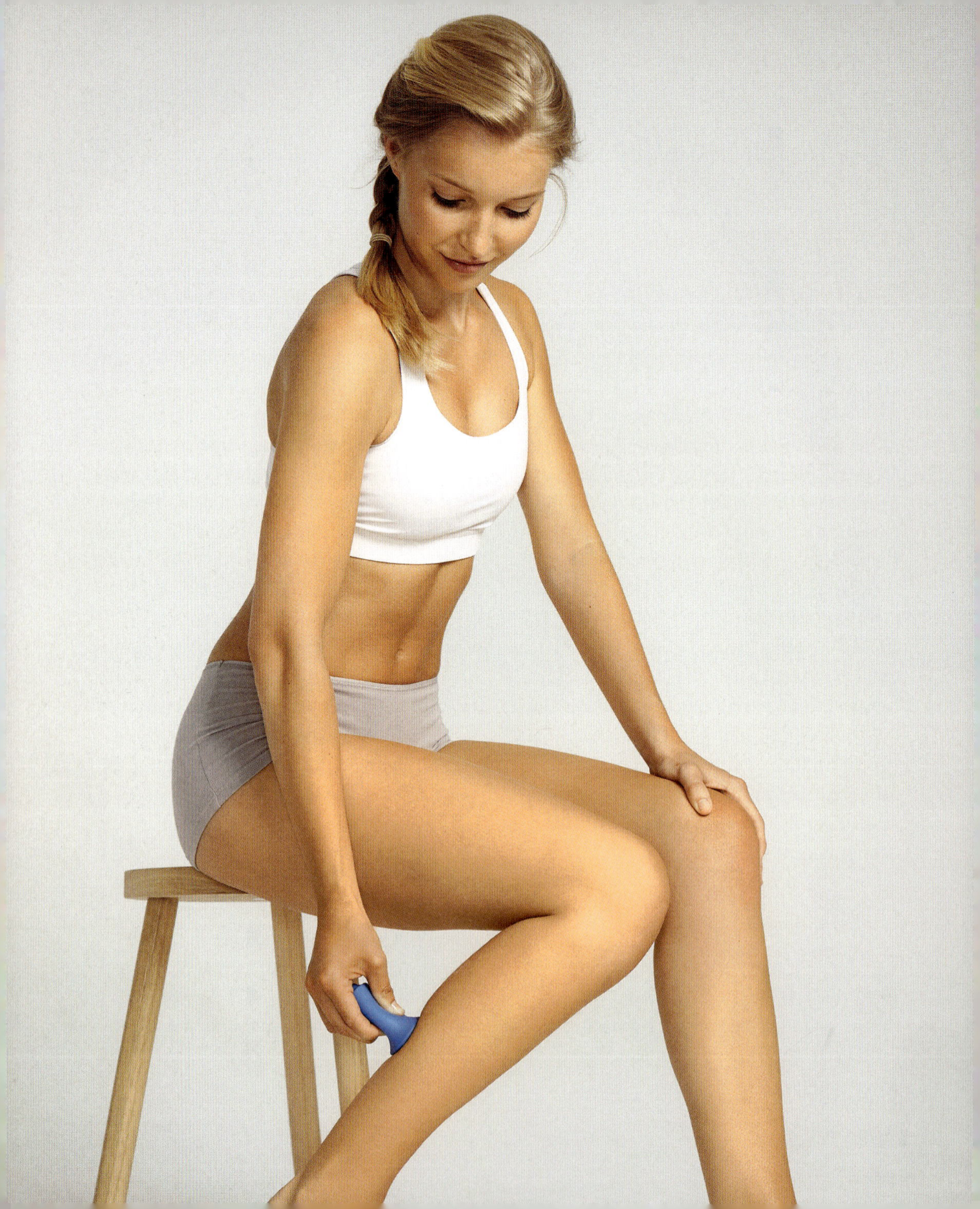

CUPPING ZUR SELBSTBEHANDLUNG

Ran an die Cups: Wir zeigen Ihnen, wie Sie die Durchblutung steigern, den Lymphfluss verbessern und die Flexibilität und Geschmeidigkeit des Gewebes fördern. Wirksam und einfach!

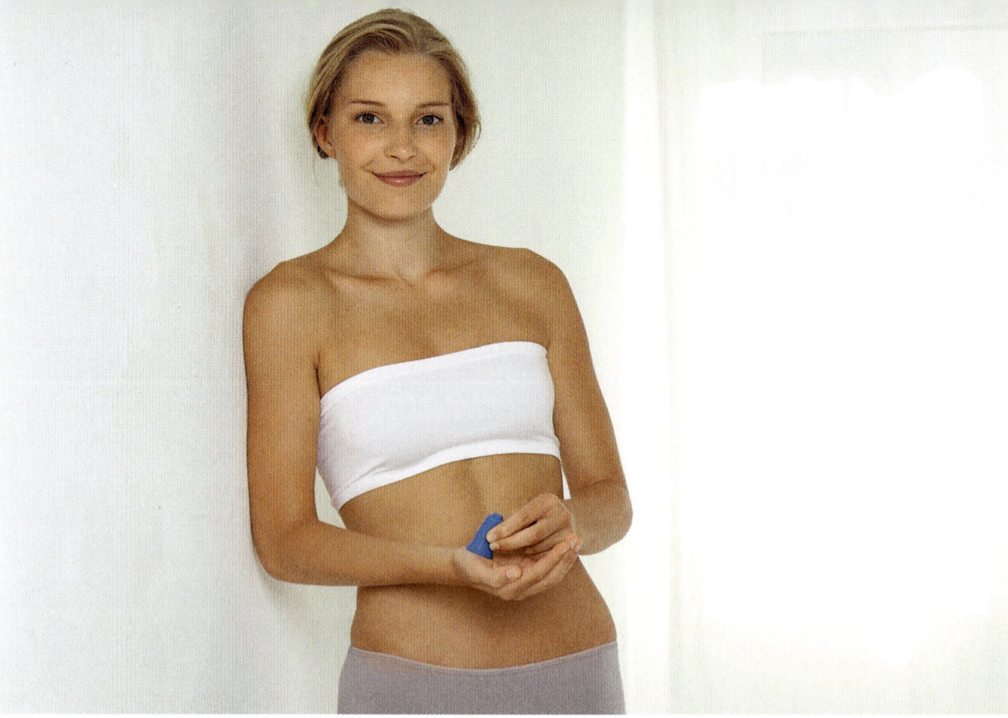

PRAKTISCHE HILFE FÜR MEHR LEBENSQUALITÄT

Der Faszien-Cup ist ein hochwirksamer und leicht zu handhabender Helfer für zu Hause und unterwegs – unabhängig davon, ob Sie sich selbst behandeln, behandelt werden oder eine andere Person behandeln. Cupping eignet sich sowohl für eine langfristige Therapie als auch zur schnellen Soforthilfe. In diesem Kapitel werden in alphabetischer Reihenfolge viele konkrete Praxisbeispiele erklärt und gezeigt. Die Anwendungen können sowohl als Abfolge als auch unabhängig voneinander praktiziert werden. Alle Angaben zu Dauer und Wiederholungen sind dabei lediglich Richtwerte. Auch die Cup-Größe ist meist frei wählbar. Hören Sie auf Ihr Gefühl und genießen Sie die wohltuende Wirkung. Es erleichtert Ihnen den Alltag, trägt zur Gesunderhaltung bei und lindert Beschwerden.

ALLGEMEINE GEMÜTSZUSTÄNDE

Das seelische Befinden kann sich durch körperlichen und psychischen Stress oder Überlastung schnell verändern. Die damit einhergehenden Stimmungsschwankungen sind eine Art Verarbeitungsmechanismus, der sich in organischen und psychischen Symptomen äußern kann.

WOHLTAT FÜR DIE SEELE

Mit der Traditionellen Chinesischen Medizin (TCM) und der Behandlung einzelner Akupunkturpunkte können Sie gezielt Einfluss auf Ihre Stimmung nehmen und den Organismus entlasten.

Psychosomatische Beschwerden

Dass man sich manchmal einfach nicht gut fühlt, ist bis zu einem gewissen Grad ganz normal. Hält dieser Zustand allerdings an und treten dadurch körperliche Beschwerden auf, erfolgt meist eine negative Spiralwirkung.

CUPPING KANN HELFEN …

- sich kraftvoller und vitaler zu fühlen,
- die Grundstimmung aufzuhellen,
- Körper und Psyche zu regenerieren.

DER TCM-EXPERTE EMPFIEHLT

Tipping/Circling: Diese Technik hilft besonders bei vegetativen Symptomen wie Durchfall, Verstopfung, Blasenschwäche und Beschwerden in den Beinen. Platzieren Sie dazu den Cup local an der Innenseite des Unterschenkels, 4 Fingerbreit über dem Fußknöchel (Milz 6). Drücken/kippen Sie ihn dann an der Spitze 1 bis 2 Minuten erst in verschiedene Richtungen, dann in einer kreisenden Bewegung. Der Peeling-Rand behält die ganze Zeit den Kontakt zur Haut. (1)

Pressing: Bei Gefühlen wie Aufregung, Lampenfieber, Prüfungsangst, Nervosität, Anspannung und Flugangst drehen Sie den Cup local und setzen Sie ihn an der Innenseite des Handgelenks auf (»Pforte der Geisteskraft« H 7). Drücken Sie den Punkt mit der Cup-Spitze massierend 1 bis 2 Minuten. (2)

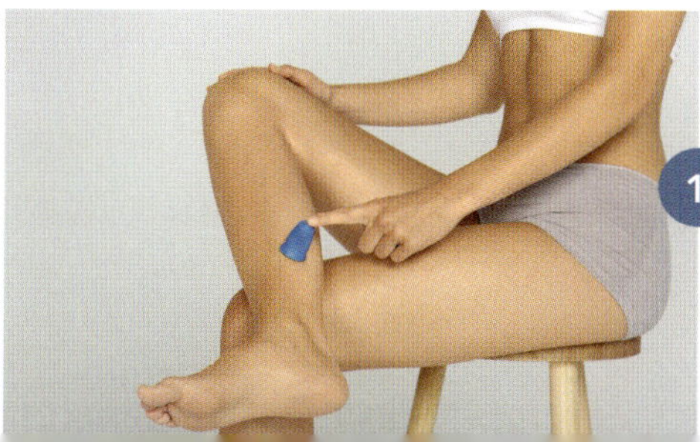
1

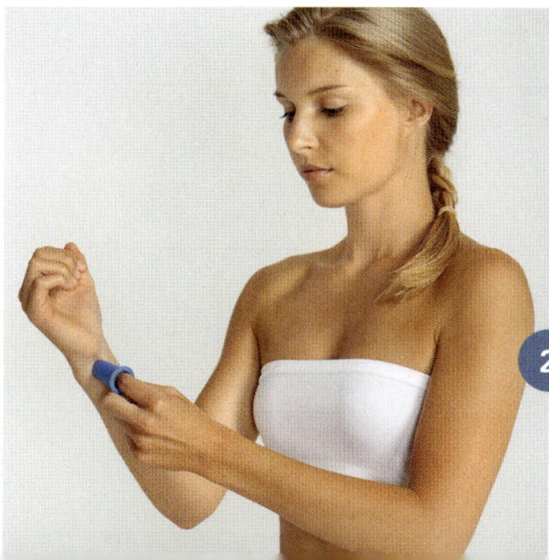
2

Depressive Verstimmung

Jeder Mensch hat Stimmungsschwankungen. Es gibt Phasen am Tag, in der Woche oder im Jahr, an denen man sich zum Beispiel bedrückter fühlt als an anderen. Entsteht allerdings generell eine negative Grundstimmung, wird diese bald zur Belastung und beeinträchtigt den Alltag negativ.

CUPPING KANN HELFEN

- Körper und Geist zu aktivieren und die Stimmung aufzuhellen,
- die Psyche zu beruhigen und zu harmonisieren.

Sliding: Setzen Sie den Cup allround unterhalb der Schlüsselbeine in der Mitte der Brust auf und ziehen Sie ihn nach außen. Wiederholen Sie das und beginnen Sie immer ca. 1 cm tiefer nach unten, bis Sie das Brustgewebe erreicht haben. (1)

DER TCM-EXPERTE EMPFIEHLT

Die »Himmlische Pforte« ist eine gute Übung für den Start in den Tag. Aber Achtung: Der Punkt ist sehr wirksam und sollte nicht übermäßig stimuliert werden.

Pressing: Setzen Sie den umgedrehten Cup local auf den höchsten Punkt des Körpers (»Himmlische Pforte« DuMai 20) und drücken Sie diesen 1 bis 2 Minuten. Der Punkt befindet sich auf der Mitte des Bogens zwischen den Ohrspitzen. (2)

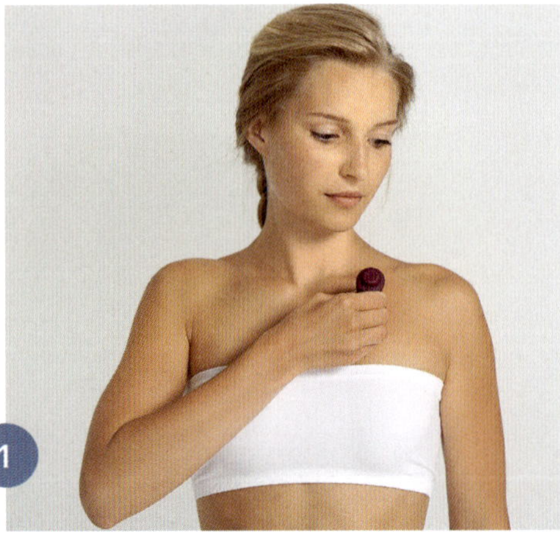

1

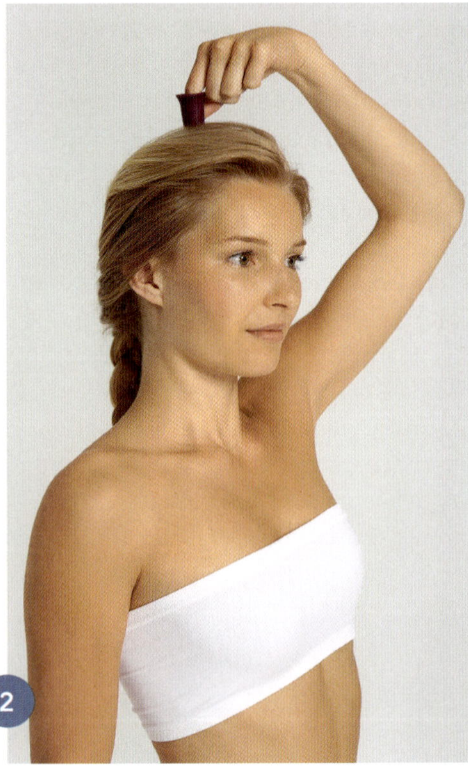

2

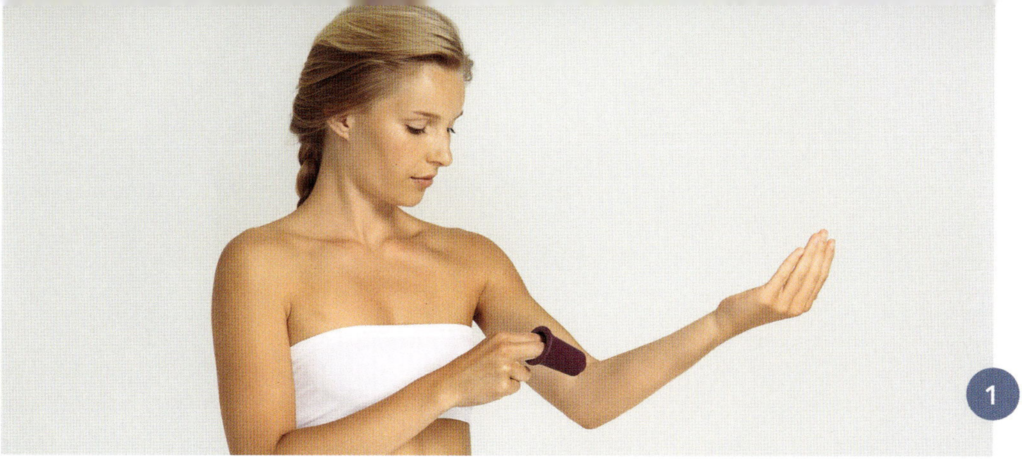

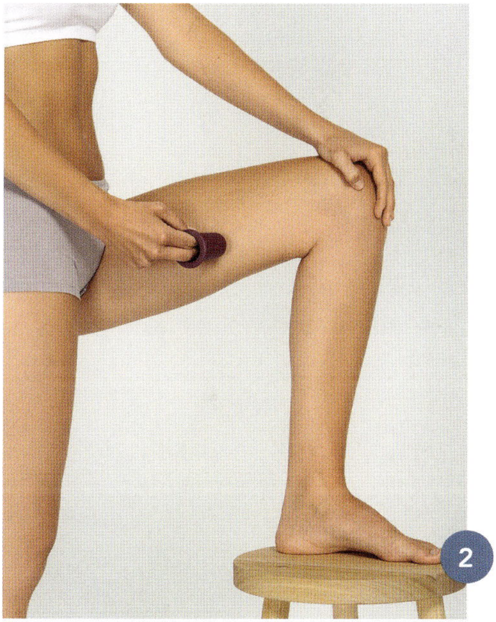

Erschöpfung und Müdigkeit

Bei der Intensität der Anwendung ist die Einschätzung des individuellen Zustands ganz entscheidend. Sind Sie erschöpft, weil Sie (zu) wenig geschlafen haben oder kurzzeitig über die Leistungsgrenzen gegangen sind? Dann cuppen Sie mit hoher Kraft und Geschwindigkeit. Oder sind Sie tiefgreifend erschöpft, stehen ständig unter Druck und fühlen sich leer? Dann helfen sanfte, eher langsame Anwendungen. Eine kräftige Stimulation hätte eine noch zusätzlich schwächende Wirkung.

CUPPING KANN HELFEN …

- die Durchblutung anzuregen,
- sich vitaler und beweglicher zu fühlen.

Tapping: Nehmen Sie den Cup allround entweder am Peeling-Rand in die Hand oder setzen Sie ihn auf Zeige- und Mittelfinger. Damit der Cup stabiler ist, können Sie auch den Cup local in den Cup allround stecken. Klopfen Sie mit dem Cup zur Belebung auf den Armen und Beinen immer in Richtung Körpermitte – zuerst sanft, dann etwa 2 Minuten kräftig. Beginnen Sie auf den Arminnenseiten hinab und außen wieder aufwärts. Danach an den Beinen außen abwärts und innen wieder hoch. (1+ 2)

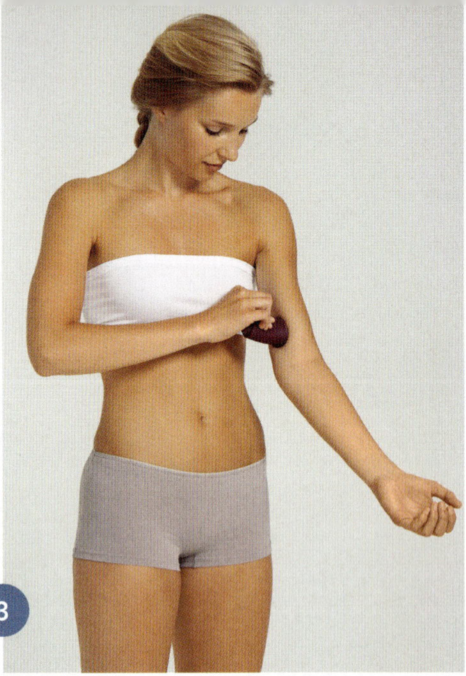

3

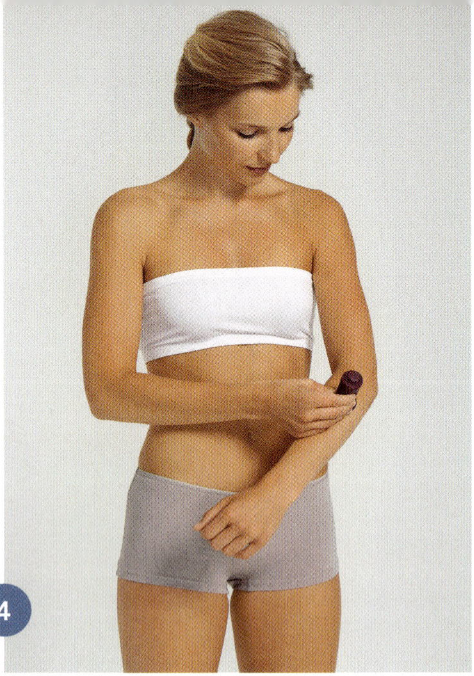

4

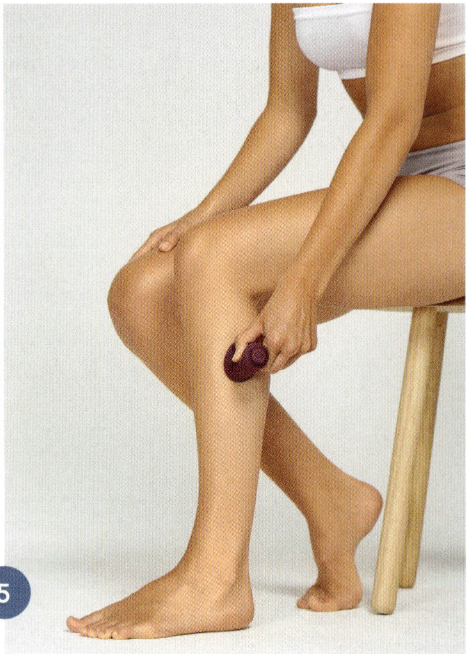

5

Sliding: Setzen Sie den Cup unterhalb der Schulter auf die Arminnenseite und lassen Sie ihn sich ansaugen. Ziehen Sie den Cup an den Innenseiten der Arme nach unten und außen wieder hoch. Danach an den Beinaußenseiten tief und innen wieder hoch. (3–6)

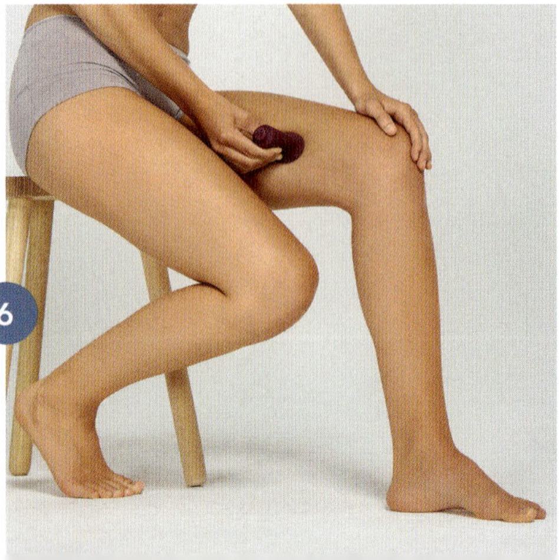

6

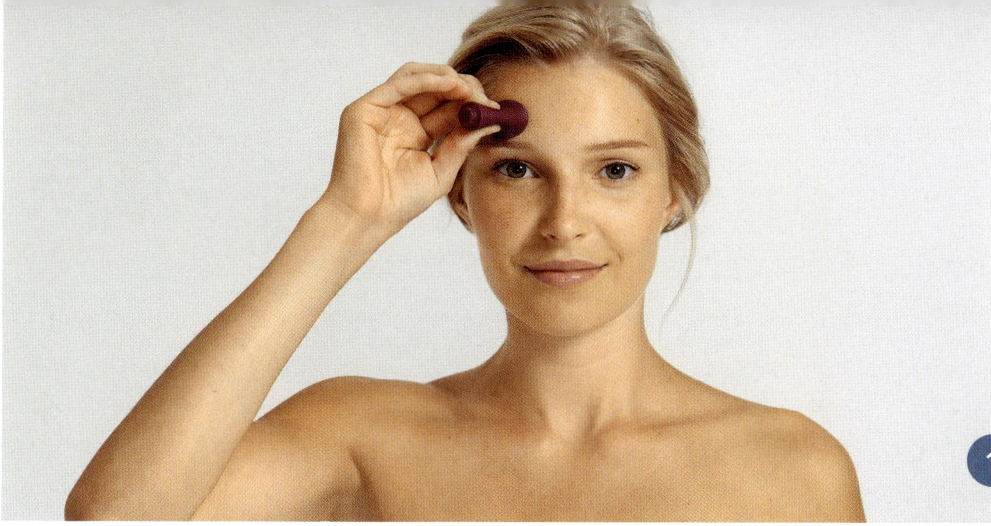

1

Innere Unruhe und Schlafstörungen

Wenn die Gedanken immer wieder kreisen, kommt der Geist nicht zur Ruhe. Dadurch fällt es manchmal schwer einzuschlafen oder durchzuschlafen. Cupping kann helfen, den Organismus grundsätzlich zu entspannen.

CUPPING KANN HELFEN …

- eine harmonische Balance zu finden,
- besser (wieder) einzuschlafen,
- durchzuschlafen.

Sliding: Streichen Sie mit dem Cup 4- bis 5-mal über den Augenbrauen aus. (1)

DER TCM-EXPERTE EMPFIEHLT

Placing: Setzen Sie den Cup mittig zwischen die Augenbrauen (»Drittes Auge« Extrapunkt 3), lassen Sie ihn sich ansaugen und anschließend kurz stehen – maximal 10 Sekunden, nicht länger. Denn im Gesicht kann es schnell zu »Markierungen« kommen. (2)

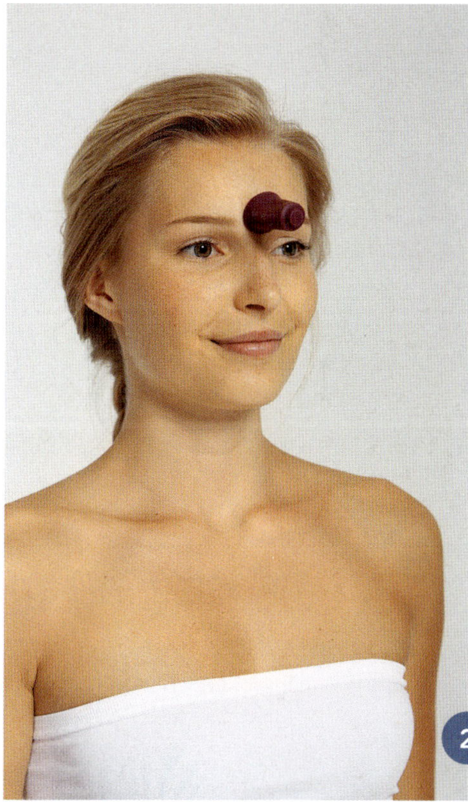

2

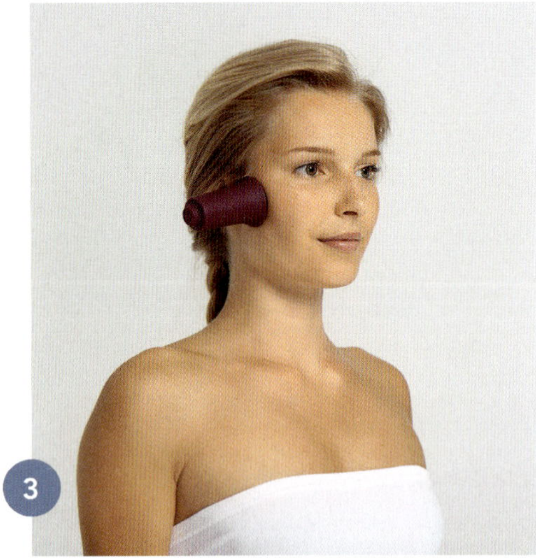

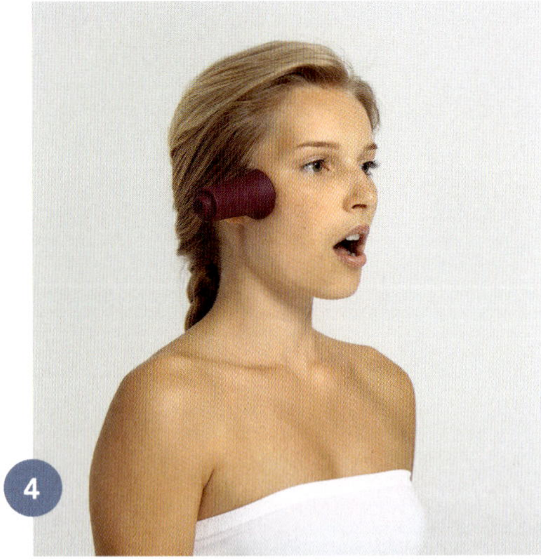

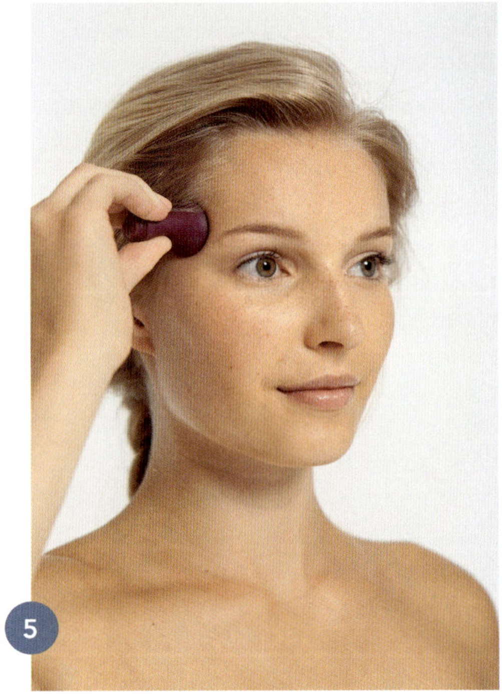

Mobilizing: Lassen Sie den Cup allround sich auf dem Kiefergelenk ansaugen, belassen Sie ihn dort. Öffnen und schließen Sie nun langsam Ihren Mund. Einige Male wiederholen. Dann die Seite wechseln. (3 + 4)
Sliding: Setzen Sie den Cup local auf die Schläfe und ziehen Sie ihn behutsam über den Kieferrand Richtung Kinn. Wiederholen Sie dies ein paar Mal und wechseln Sie dann die Kopfseite. Geben Sie eventuell einen Tropfen hochwertiges, belebendes ätherisches Öl (zum Beispiel Zitrone oder Orange) auf den Peeling-Rand. (5)
Alternativ kann auch die Spitze des Cups aufgesetzt und mit leichten, kreisenden Bewegungen Druck ausgeübt werden.

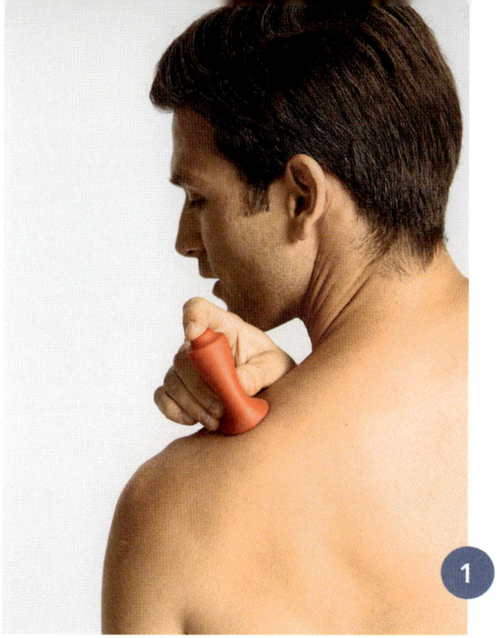

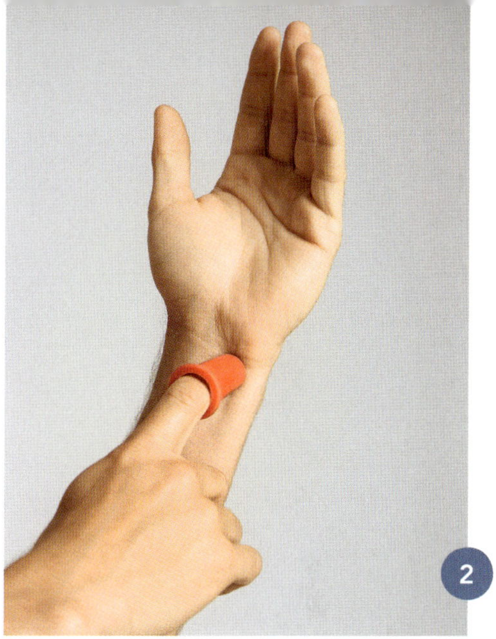

Stress und Überlastung

Stress ist ein bedeutsamer negativer Faktor in unserem Alltag geworden. Der Körper benötigt zwischenzeitlich aber unbedingt Pausen, um sich von Erlebnissen, Anforderungen oder auch kleinen Verletzungen zu erholen. Das ist normalerweise nur möglich, wenn das Nervensystem auf Entspannung schaltet. Gönnen Sie sich daher regelmäßig Auszeiten.
Um von Aktivität auf Ruhe umzuschalten, kann eine Wohlfühlmassage helfen. Cuppen Sie mit wenig Druck und Intensität und langsamer Geschwindigkeit in der Anwendung.

CUPPING KANN HELFEN ...

- Unruhe und Nervosität in Entspannung umzuwandeln,
- sich innerlich und äußerlich zu beruhigen,
- durch verbesserte Regeneration die Konzentration zu steigern,
- sich mehr zu spüren und Verspannungen zu lösen.

Pumping: Setzen Sie den Cup allround dort auf die Haut, wo er Sie intuitiv hinführt. Dann ist dieser Bereich besonders bedürftig. Vielleicht im Schulter-Nacken-Bereich, wenn Sie viel sitzen, oder in den Beinen, wenn Sie viel stehen. Lockern Sie das Gewebe durch Pumpen, indem Sie den Cup 10- bis 20-mal etwas anheben und wieder absenken. (1)

DER TCM-EXPERTE EMPFIEHLT

Pressing 1: Setzen Sie den Cup local mit der Spitze auf die innere Handgelenksfalte über der Kleinfingersehne (Herz 7) und kreisen Sie 1 Minute mit sanftem Druck. (2)

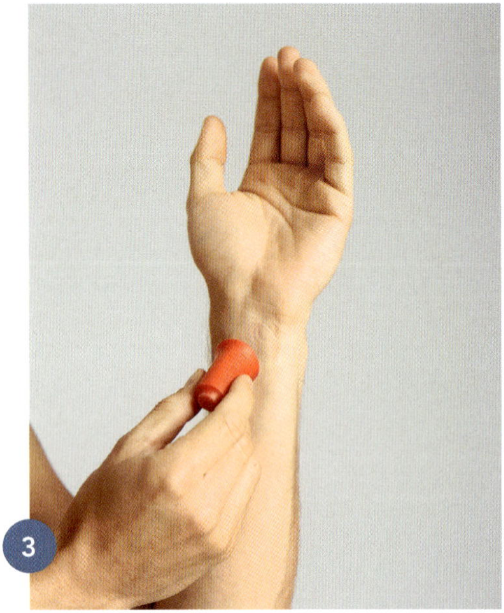

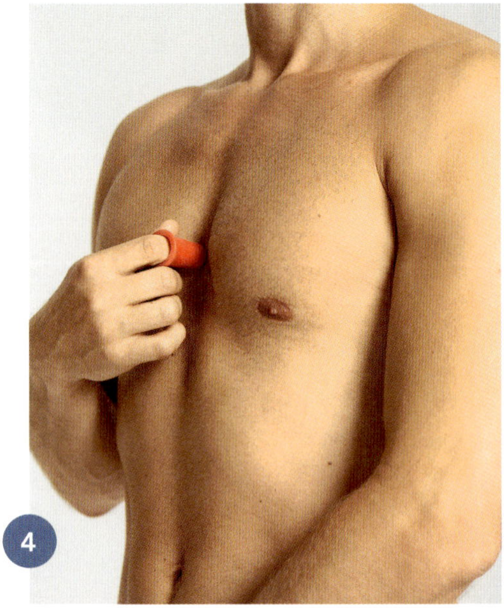

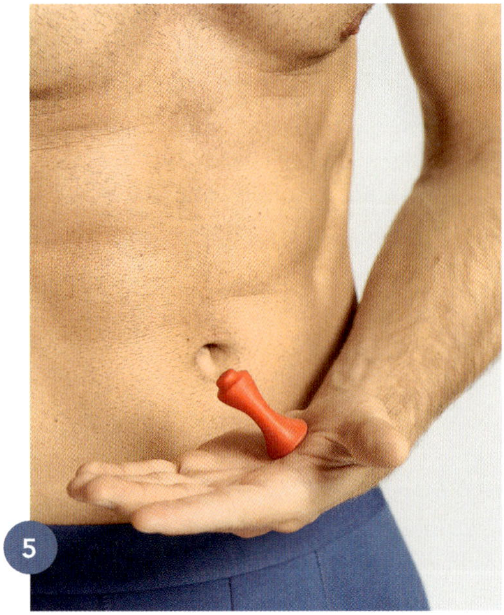

Pinching: Platzieren Sie den Cup an der Handgelenksfalte, heben ihn 5- bis 10-mal komplett ab und lassen ihn sich dann wieder kurz ansaugen. (3)
Pressing 2: Setzen Sie die Spitze des Cup local auf die Mitte des Brustbeins und kreisen Sie 1 Minute mit sanftem Druck. (4)
Placing: Setzen Sie den Cup auf die Mitte der Handinnenfläche (Herzbeutel 8) und belassen Sie ihn dort für 1 Minute. (5)
Sliding: Platzieren Sie den Cup unterhalb des Brustbeins. Ziehen Sie ihn von dort langsam im Uhrzeigersinn um den Nabel (»Organuhr«). Weiter so für 2 bis 4 Minuten. (6–9)

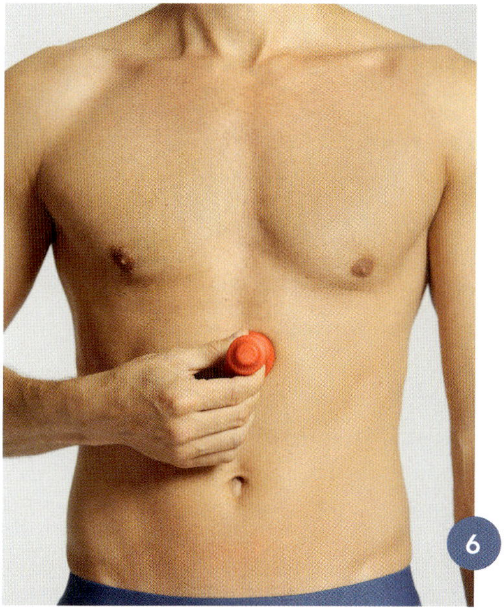
6

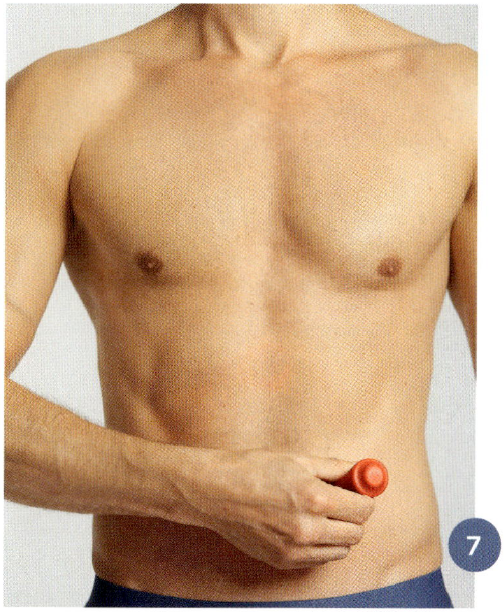
7

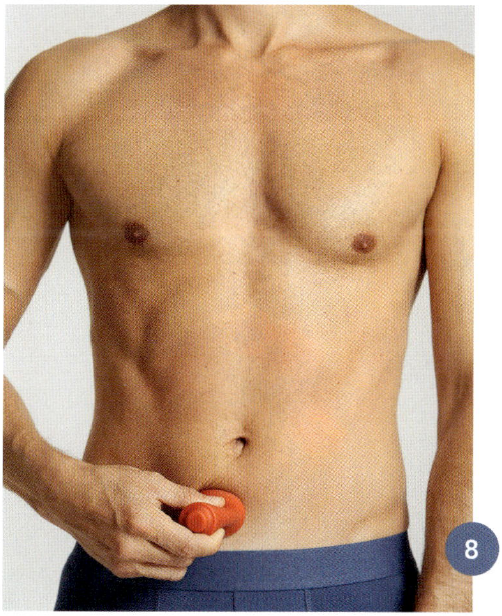
8

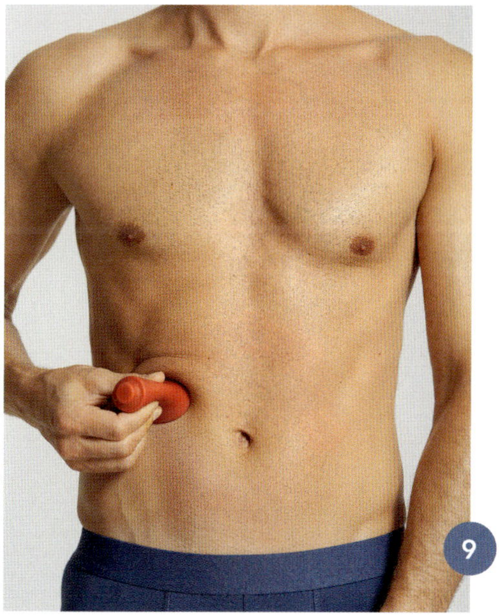
9

ACHILLESSEHNENPROBLEME

Schmerzen, Entzündungen und Verspannungen in der Achillessehne treten meistens nach intensiven, ungewohnten Belastungen auf. Das kann ein Waldlauf sein, ein anstrengendes Tennisturnier oder langes Tanzen auf hohen Schuhen, denn dabei wird der Vorfuß über einen längeren Zeitraum belastet. Auch wenn der Fuß beim Laufen eingeschränkt abgerollt wird, kann dies zu Fehlbelastungen führen, die sich negativ auf die Fersensehne auswirken. Um dies zu verhindern, ist es wichtig, Anforderungen zu variieren und die Geschmeidigkeit des Gewebes in der Sohle, im Fuß, im Sprunggelenk, in der Wade, im Schienbein und im Oberschenkel zu fördern.

CUPPING KANN HELFEN …

- die Geschmeidigkeit aller Strukturen, insbesondere auf der Körperrückseite, zu verbessern,
- punktuelle Verklebungen zu lösen,
- Entlastung zu schaffen,
- Entzündungen zu vermeiden.

Sliding: Platzieren Sie den Cup allround mittig oberhalb der Ferse und ziehen Sie ihn in Richtung Knie. Dort lösen und unten wieder ansetzen. Etwa 20-mal. (1 + 2)

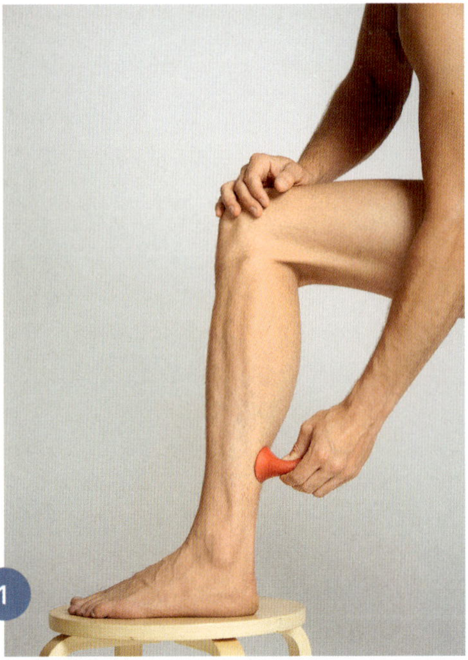
1

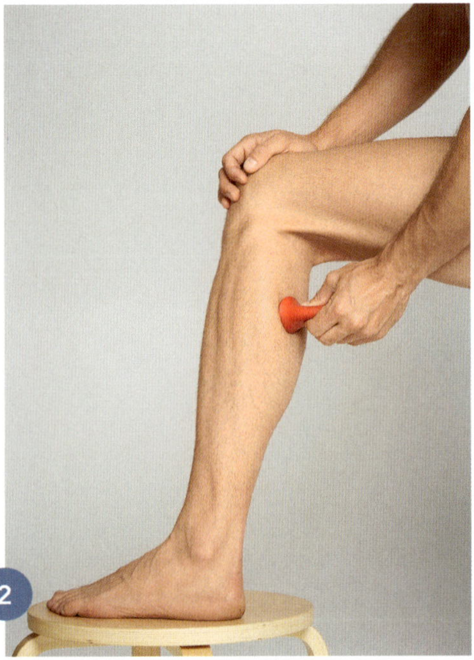
2

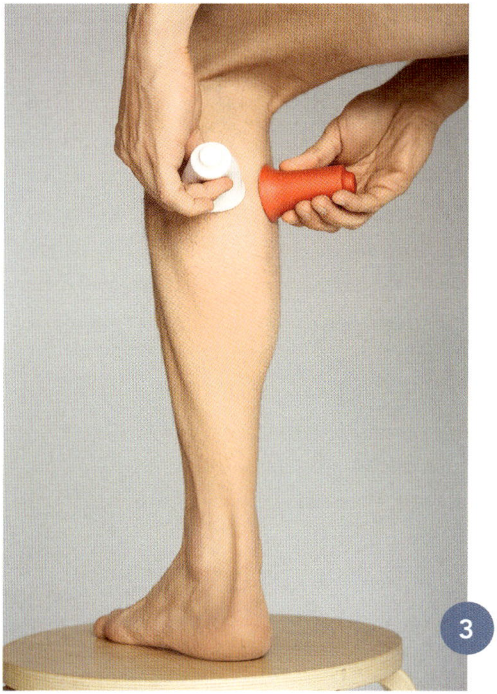

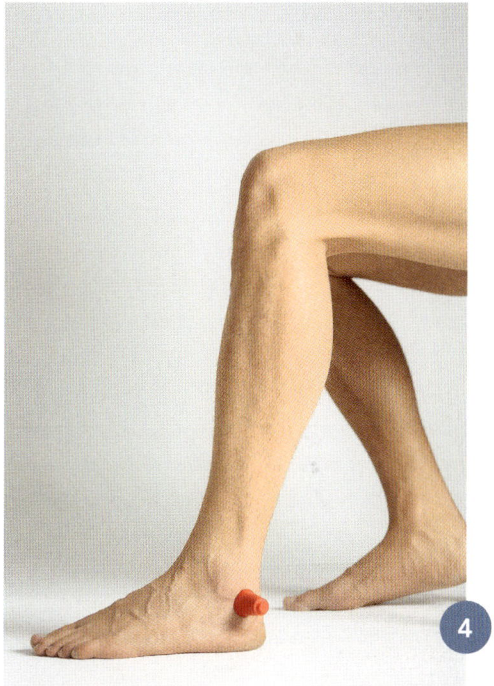

Stretching: Nutzen Sie zwei Cups, die Sie sich mittig auf der Wade ansaugen lassen und mit mehreren Wiederholungen in alle Richtung auseinanderziehen, bis die Wade möglichst vollflächig bearbeitet ist. (3)
Placing: Setzen Sie den Cup local außen neben der Achillessehne auf und lassen Sie ihn sich ansaugen – für 1 Minute. (4)
Mobilizing: Lassen Sie den Cup an der Stelle und bewegen Sie den Fuß im Fußgelenk für etwa 30 Sekunden in alle Richtungen. Wiederholen Sie das entlang der Achillessehne und wechseln Sie dann die Seite. (5)

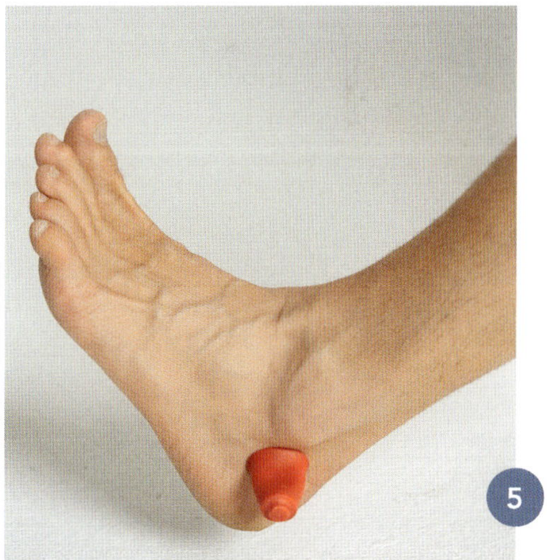

ATEMWEGSERKRANKUNGEN

Bei verschiedenen Erkrankungen der oberen oder unteren Atemwege (Nase, Mund, Rachen, Luftröhre und Lunge), die akut oder chronisch verlaufen können, kann Cupping die Behandlung intensiv unterstützen und die Heilung beschleunigen.

Asthma

Durch die anfallsweise, oft unerwartet auftretende Atemnot entwickeln Asthmatiker mit der Zeit häufig eine Fehlhaltung: Durch die nach vorn gezogenen Schultern wird der Brustbereich dauerhaft zusammengezogen, was die Atmung noch weiter behindert. Dem Zwerchfell fehlt die nötige Bewegungsfreiheit, um die Lunge in ihrer natürlichen Funktion zu unterstützen. Dadurch wird der Körper außerhalb der Anfälle nicht genügend mit Sauerstoff versorgt, und das anfallende Kohlendioxid kann nicht im ausreichenden Maß abgeatmet werden. Dies führt insgesamt zu einer Übersäuerung des Organismus. Und das wiederum kommt besonders während der Asthmaanfälle zum Tragen, da dann das Ausatmen stark behindert ist. Die Übersäuerung nimmt dadurch noch mal besonders heftig zu.

CUPPING KANN HELFEN ...

- tiefer zu atmen,
- die oft verspannte Schulter-Nacken-Region zu entspannen,
- einen Spannungsausgleich der Körpervorder- und -rückseite zu schaffen,
- die Beweglichkeit der Brustwirbelsäule zu verbessern.

Sliding: Setzen Sie sich aufrecht hin und platzieren Sie den Cup local oder allround unterhalb des Schlüsselbeins am Brustbein. Ansaugen lassen und dann mit dem Cup entlang der Unterkante des Schlüsselbeins in Richtung Schultergelenk fahren. Wiederholen Sie das ungefähr 5-mal und versetzen Sie dabei die Ausgangsposition des Cups jeweils rund 1 Zentimeter nach unten, bis Sie das Brustgewebe erreicht haben. Wechseln Sie dann die Seite. (1)

Stretching: Setzen Sie zwei Cups auf das Brustbein und ziehen Sie beide wie auf Seite 37 beschrieben auseinander. (2)

Mobilizing: Positionieren Sie den Cup allround mittig auf dem Brustbein und lassen Sie ihn sich ansaugen. Beginnen Sie nun vorsichtig mit Armbewegungen zur Mobilisation des Schultergelenks für etwa 1 Minute. (3)

DER TCM-EXPERTE EMPFIEHLT

Tapping: Klopfen Sie sanft mit der Spitze des Cups local auf den Rippen über der Lunge. Klopfen Sie den Punkt unter dem äußeren Ende des Schlüsselbeins, dieser liegt in einer Kuhle (Lunge 2), 1 Minute lang. (4)

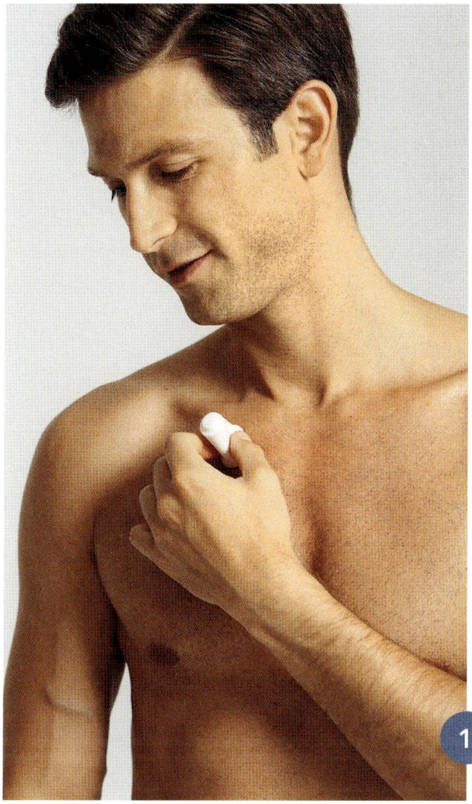
1

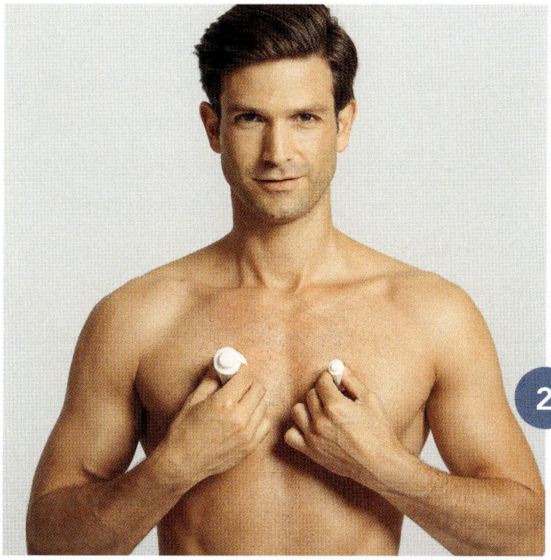
2

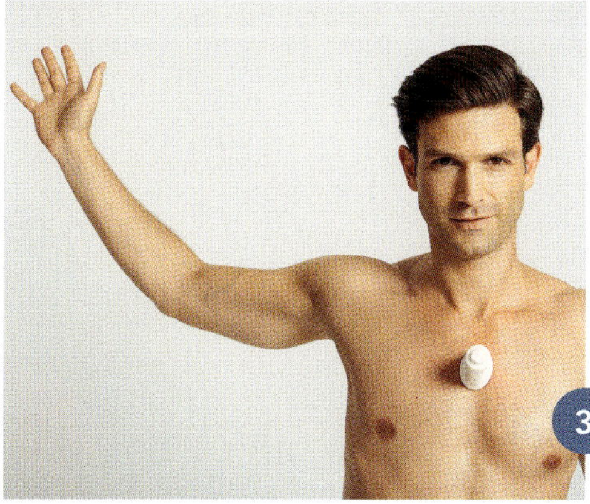
3

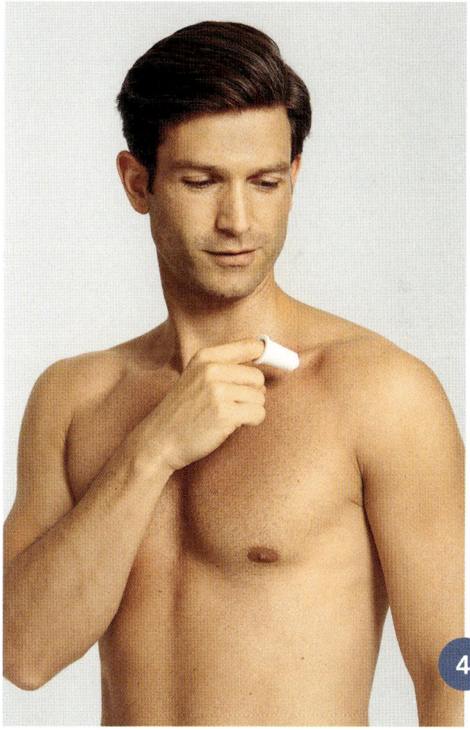
4

Bronchitis

Bronchitis kann akut als Folge einer Erkältung oder eines Infekts der oberen Luftwege auftreten. Sie wird dann begleitet von Schnupfen, Heiserkeit, mäßigem Krankheitsgefühl, Kopfschmerzen, einem oft trockenen, quälenden Husten, leichter Temperaturerhöhung, Kratzen in der Luftröhre und einem Gefühl des Wundseins hinter dem Brustbein. Ab dem dritten Tag tritt oft schleimig eitriger Auswurf auf.

Die chronische Bronchitis ist die Weiterentwicklung der akuten Form – mit meist großem Auswurf am Morgen, häufiger Kurzatmigkeit und einer generellen Empfindlichkeit gegen Erkältung.

CUPPING KANN HELFEN ...

- die Atmung zu verbessern,
- den Brustraum zu entspannen,
- das Abhusten zu erleichtern.

Sliding 1: Zusätzlich zu der bei Asthma beschriebenen Sliding-Anwendung (**siehe Seite 56**) cuppen Sie auch oberhalb des Schlüsselbeins 3-mal pro Seite langsam mit dem Cup local. (1)

Sliding 2: Ziehen Sie den angesaugten Cup für 2 bis 3 Minuten in mehreren Bahnen über den gesamten Rücken, bis der Rücken möglichst vollflächig bearbeitet ist. (2)

ANWENDUNGSDAUER

Akute Atemwegsbeschwerden behandeln Sie bei Bedarf, chronische Erkrankungen der Atemwege 1- bis 3-mal täglich – zunächst über 6 Wochen, später 2- bis 3-mal in der Woche. Diesen Rhythmus mindestens 1 Jahr beibehalten.

1

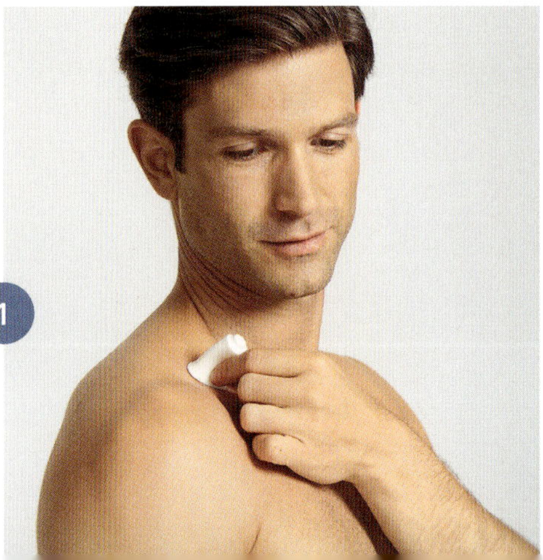

2

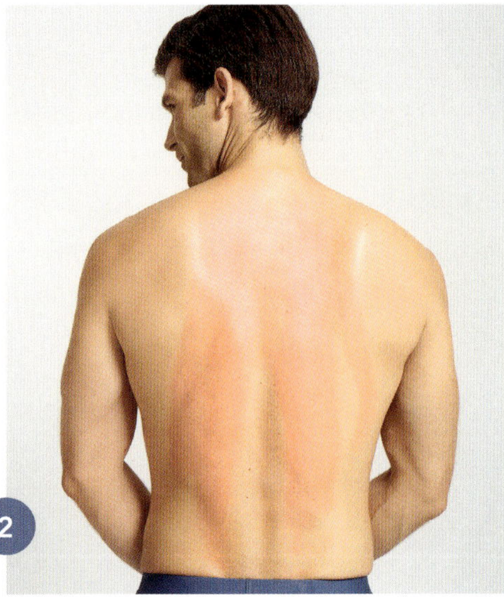

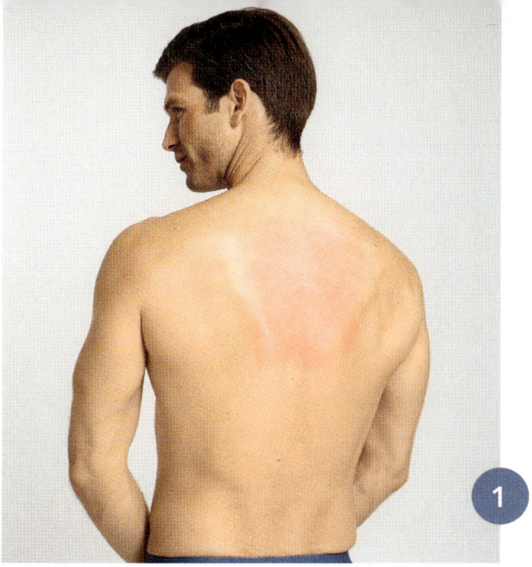

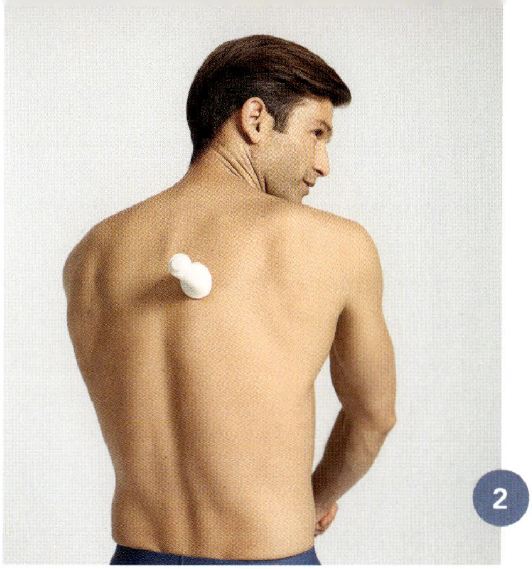

Grippaler Infekt

Die durch Viren ausgelöste starke Erkältung geht mit heftigen Kopf-, Glieder- und Muskelschmerzen einher. Auch Fieber, hexenschusartige Kreuzschmerzen, Zerschlagenheit und Husten sind typisch.

CUPPING KANN HELFEN …

- Gliederschmerzen zu reduzieren,
- Kopfschmerzen zu lindern,
- den Brustraum zu entspannen.

Sliding 1: Zusätzlich zu der bei Asthma beschriebenen Sliding-Anwendung **(siehe Seite 56)** cuppen Sie für 2 bis 3 Minuten auf dem Rücken zwischen den Schulterblättern von einer Seite zur anderen die Wirbelsäule hinab bis zu den unteren Rippenbögen. (1)

Mobilizing: Lassen Sie sich den Cup allround zwischen den Schulterblättern ansaugen. Bewegen Sie vorsichtig etwa 1 Minute den Arm, um das Schultergelenk zu mobilisieren. (2)

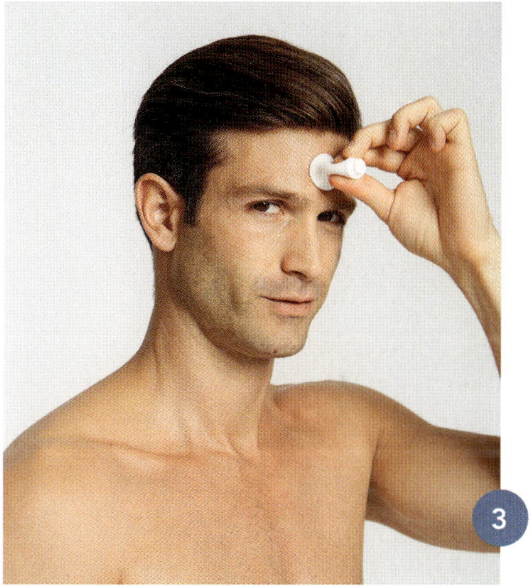

Sliding 2: Platzieren Sie den Cup allround mittig auf der Stirn und ziehen Sie ihn von dort erst zur einen Seite, danach zur anderen. 3- bis 5-mal zu jeder Seite oder bis sich die Kopfschmerzen verbessern. (3)

BLUTDRUCK

Der Blutdruck unterliegt natürlichen Schwankungen, und je nach Tageszeit, Stresssituationen und Ruhephasen variiert der Wert zum Teil stark. Das ist normal und ein lebensnotwendiges Training für das Herz und die Gefäße, damit sich die Leistungsfähigkeit des Körpers an unterschiedliche Anforderungen anpassen kann. Manchmal liegen die durchschnittlichen Werte des Blutdrucks jedoch dauerhaft deutlich höher oder niedriger als normal. Dann macht es Sinn, etwas dagegen zu unternehmen.

1

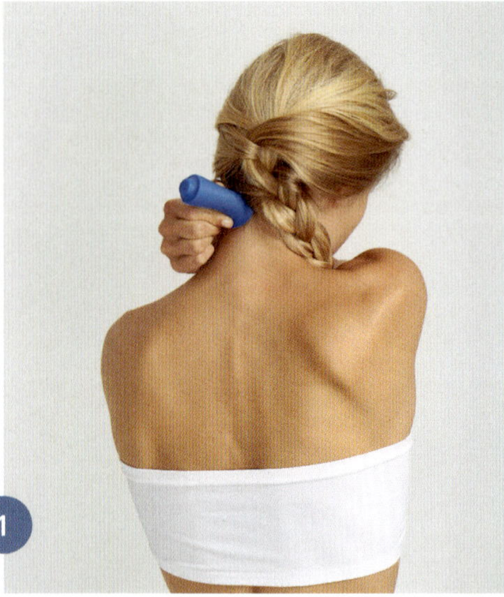

Bluthochdruck

Bluthochdruck (*Hypertonie)* ist Risikofaktor Nummer 1 bei Herz-Kreislauf-Erkrankungen sowie eine Ursache für Schlaganfall oder Herzinfarkt.

CUPPING KANN HELFEN ...

- das Herz-Kreislauf-System zu regulieren,
- einen Spannungsausgleich im Gewebe zu bewirken,
- die Mikrozirkulation und Gefäßdurchblutung zu verbessern,
- Stress zu reduzieren und das vegetative Nervensystem auszugleichen.

2

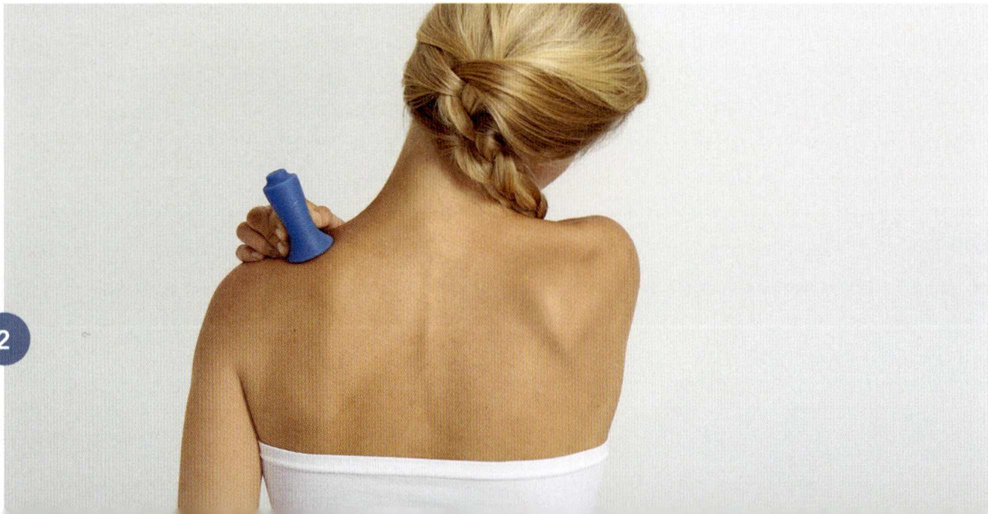

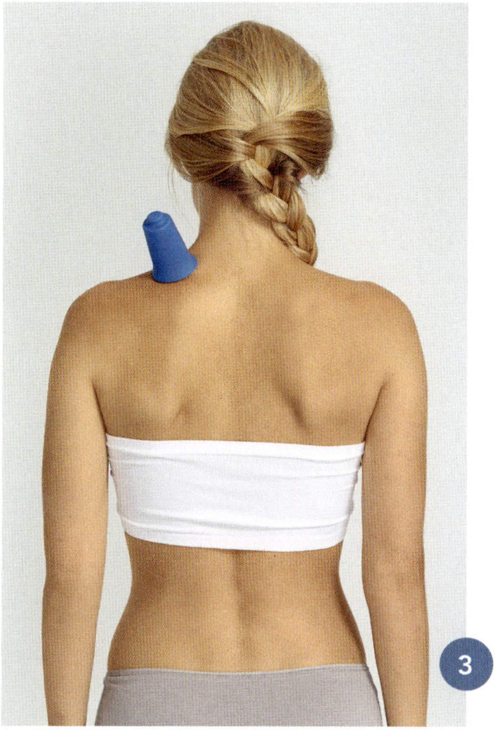

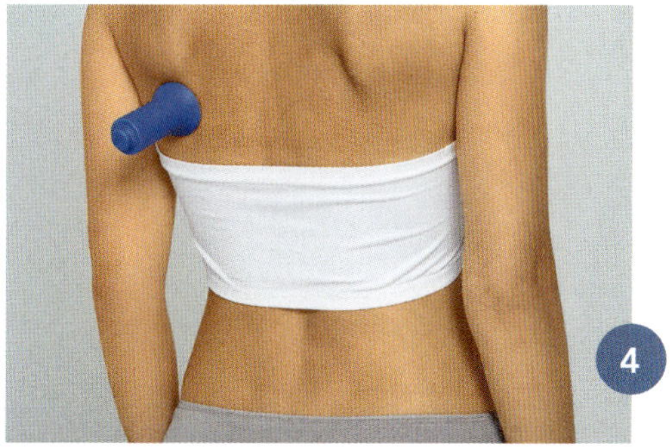

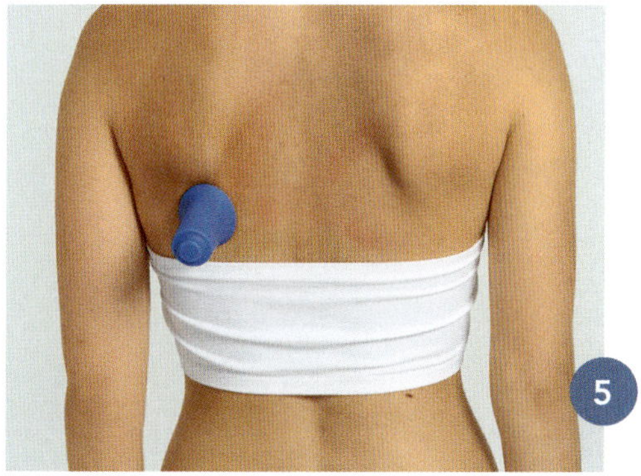

Sliding: Setzen Sie den Cup allround oder local am Haaransatz im Nacken angesaugt auf und ziehen Sie ihn in mehreren Bahnen Richtung Schulter. Da die Hals-Nacken-Region oft eine hohe Spannung durch die alltägliche Belastung und Anspannung aufweist, kann hier gut entlastet werden. (1)

Expanding: Wiederholen Sie die Anwendung und neigen Sie dabei den Kopf langsam zur entgegengesetzten Seite, sodass eine Dehnung entsteht. Dehnen Sie bis zum sogenannten Wohlweh. (2)

Placing: Setzen Sie den Cup auf dem höchsten Punkt der Schulter auf und belassen Sie ihn 2 bis 3 Minuten dort, bis sich ein Entspannungsgefühl ausbreitet. Wechseln Sie anschließend die Seite. (3)

Stretching: Zuerst platzieren Sie den Cup allround unterhalb eines Schulterblatts. (4) Dann setzen Sie den Cup local direkt daneben und beginnen ihn für etwa 1 Minute sternförmig vom Cup allround wegzuziehen; die roten Striemen zeigen den Verlauf. (5) Wechseln Sie zum anderen Schulterblatt.

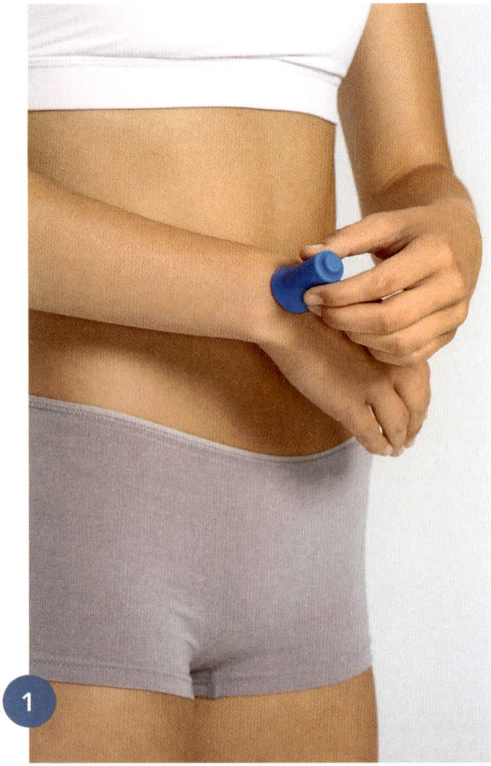

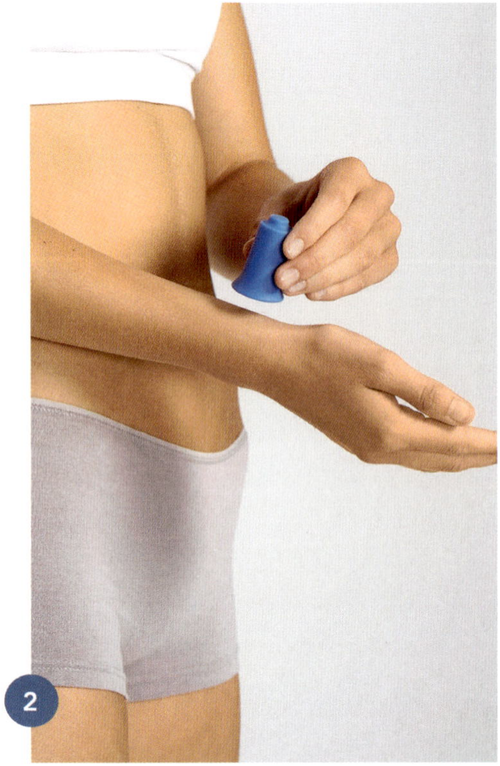

Niedriger Blutdruck

Ein zu niedriger Blutdruck *(Hypotonie)* ist im Gegensatz zum Bluthochdruck meist ungefährlich. Treten aber Beschwerden wie Antriebslosigkeit, Schwindel und ein schlappes Gefühl auf, kann auch er die Lebensqualität deutlich einschränken. Ebenso unangenehm können sich kalte Hände und Füße äußern.

CUPPING KANN HELFEN …

- den Kreislauf anzuregen,
- die Pumpleistung des Herzens zu unterstützen,
- den Wärmehaushalt zu regulieren.

Pinching: Setzen Sie den Cup local auf eines Ihrer Handgelenke auf, lassen Sie ihn sich ansaugen und ziehen Sie ihn dann gleich wieder vollständig ab. Cuppen Sie auf diese Weise drei Runden um das Handgelenk herum, indem Sie den Cup bei jedem Ansetzen um 1 Zentimeter versetzen. Dann wechseln Sie die Seite. (1 + 2)

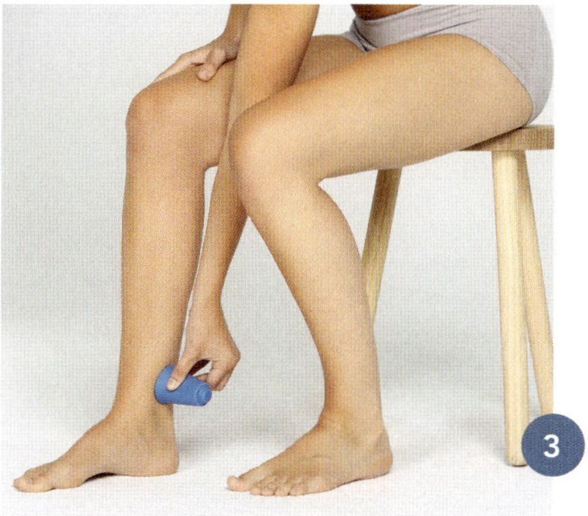

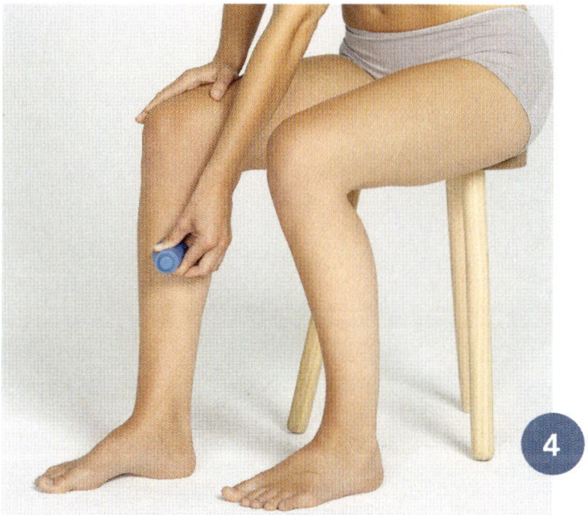

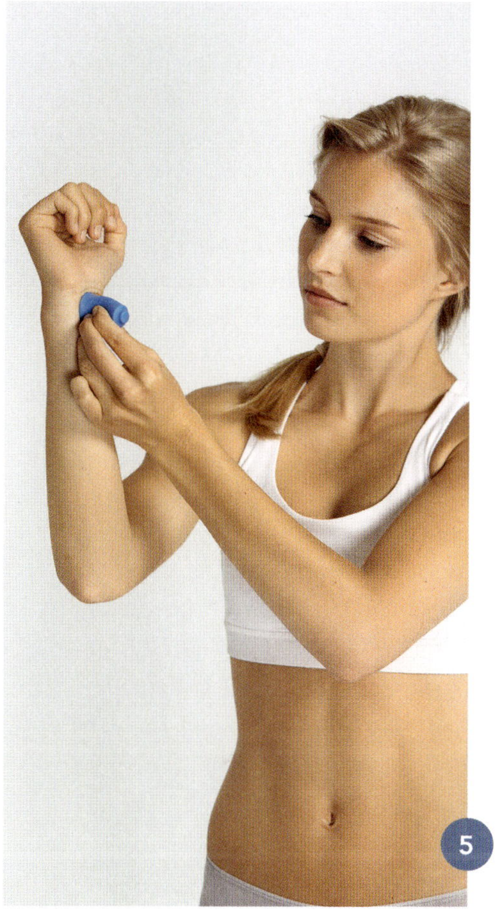

Sliding: Setzen Sie den Cup allround knapp über Ihrem Sprunggelenk auf und lassen Sie ihn sich ansaugen. Ziehen Sie ihn nun einige Zentimeter in engen Zickzackbewegungen nach oben und wieder zurück. Drehen Sie in dieser Weise mehrere Runden um den unteren Unterschenkel. Seitenwechsel. (3 + 4)

SCHNELLE HILFE BEI SCHWINDEL

Sliding: Wenn Ihnen spontan schwindelig wird, ziehen Sie den Cup energisch jeweils für 1 bis 2 Minuten über die Innenseite Ihrer Handgelenke hin und her. In der Regel sorgt diese Sofortmaßnahme sehr rasch dafür, dass es Ihnen wieder besser geht. (5)

CELLULITE

Der Körper neigt dazu, an der Außenseite der Oberschenkel und der Oberarme Depotfett anzusammeln. Dieses Fett bindet besonders effektiv Stoffwechselendprodukte und Gifte an, die gerade nicht ausgeschieden werden können. Durch Unterforderung, wie beispielsweise langes Sitzen oder Bewegungsmangel, verlieren diese Strukturen an Elastizität und verkleben. Das schwächt das Bindegewebe und belastet den gesamten Organismus. Um die »Pufferzonen« zu erhalten, ist eine gute Aktivierung notwendig – nur so können weitere Stoffwechselendprodukte angemessen zwischengelagert und das Gewebe entlastet werden. Es entwickelt sich wieder ein regelmäßiges (Unter-)Hautbild, und die Cellulite ebnet sich.

CUPPING KANN HELFEN …

- Stoffwechselendprodukte abzubauen,
- ein glattes und gleichmäßiges Hautbild zu fördern,
- die Durchblutung anzuregen.

Sliding: Setzen Sie den Faszien-Cup allround seitlich oberhalb des Knies (wenn Sie die Arme behandeln wollen, seitlich oberhalb des Ellbogens) auf und lassen Sie ihn sich ansaugen. Ziehen Sie ihn dann entweder direkt oder mit kreisenden Bewegungen in mehreren Bahnen zur Hüfte (bei der Behandlung der Arme zum Schultergelenk). Wechseln Sie anschließend das Bein (den Arm). (1)

Pinching: Wiederholen Sie die eben durchgeführte Anwendung. Lassen Sie den Cup diesmal aber immer wieder ansaugen, und ziehen Sie ihn dann vollständig wieder ab. (2)

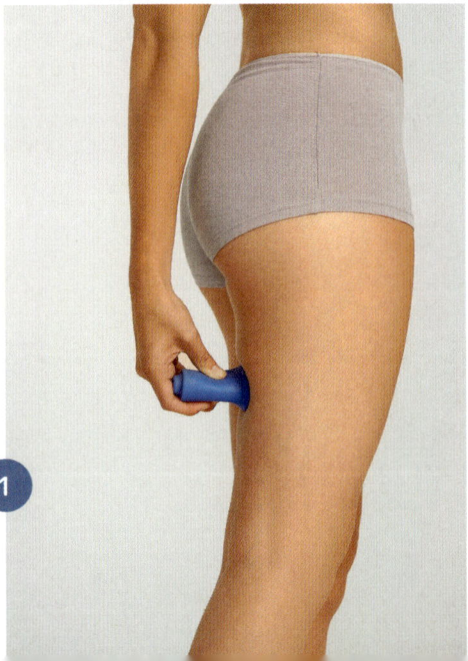
1

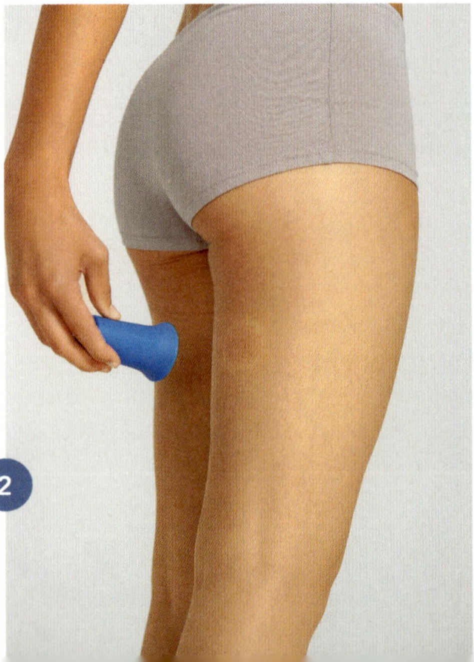
2

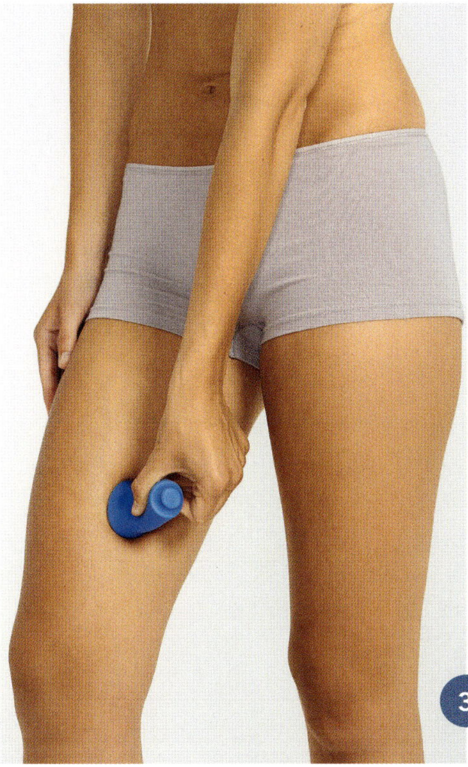

3

HABEN SIE GEDULD!

Nur regelmäßige Anwendungen führen zum Erfolg: Cuppen Sie 2-mal täglich jeweils 2 bis 3 Minuten. Und auch dann brauchen Sie ein wenig Geduld. Erste Ergebnisse sind mitunter erst nach einigen Wochen oder Monaten zu sehen.

Spinning: Wiederholen Sie die erste Anwendung, halten Sie nun aber alle paar Zentimeter an und drehen Sie den Cup jeweils für 30 Sekunden am angesaugten Ort, um das Gewebe zu »verwringen«. (3)

Stretching: Setzen Sie zwei Cups direkt übereinander, lassen Sie beide sich ansaugen und ziehen Sie sie dann 3-mal sternförmig pro Richtung entgegengesetzt. Dadurch wird das Gewebe besonders stark gedehnt. (4)

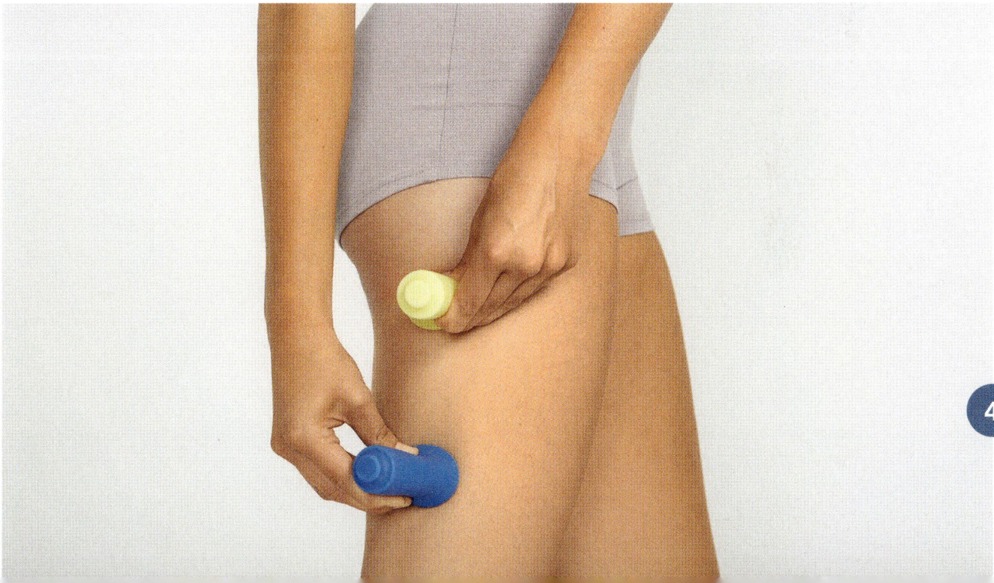

4

FALTEN

Falten gehören zum natürlichen Alterungsprozess. Mit den Jahren nehmen Geschmeidigkeit und Elastizität der Haut ab, sie wird dünner und damit weniger widerstandsfähig. Falten sind Verklebungen der Unterhautfaszien – im Gesicht zum Beispiel entstehen sie durch sich häufig wiederholende Mimikbewegungen, wie etwa Stirnrunzeln. Mit zunehmendem Alter ist dann die Haut am ganzen Körper weniger verschieblich und nicht mehr so straff. Dem können Sie durch Massagen mit den Cups entgegenwirken.

GANZ SANFT

Arbeiten Sie im Gesicht generell behutsam und nur mit wenig Unterdruck. Weil das Gewebe hier empfindlicher ist als am Rest des Körpers, kann es sonst sehr schnell zu unattraktiven Schröpfmalen kommen (die sich noch dazu nicht »verstecken« lassen).

CUPPING KANN HELFEN …

- ein vitales, jugendliches Aussehen zu erhalten oder wieder zu erlangen,
- das Hautbild zu straffen,
- die Mimik weicher werden zu lassen.

Sliding 1: Setzen Sie den Cup local auf das eine Ende derjenigen Falte, die Sie behandeln wollen, und lassen Sie ihn sich dort ansaugen. Ziehen Sie den Cup dann von

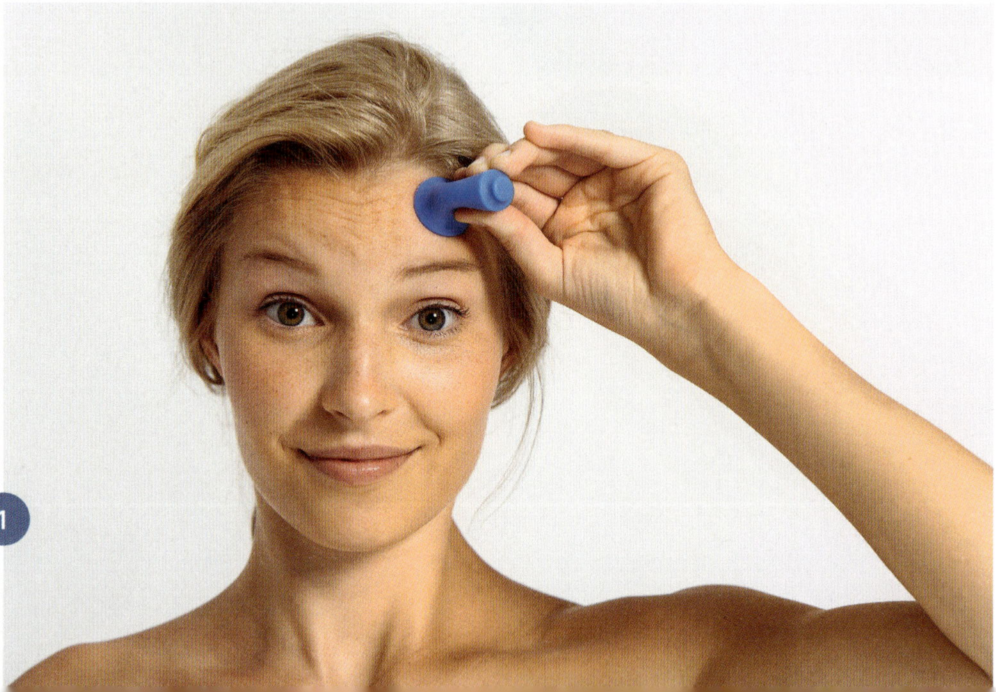

1

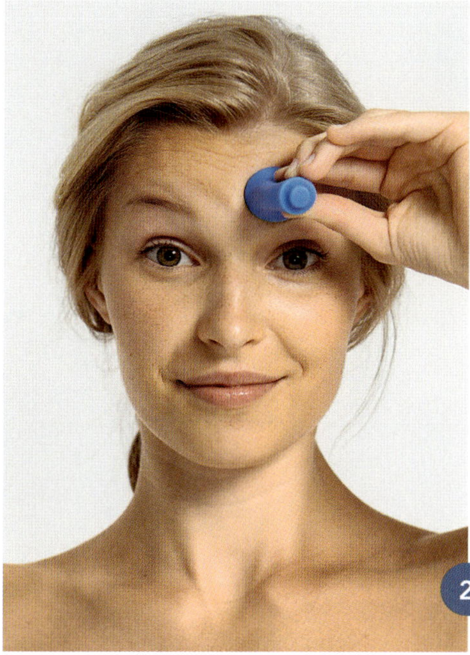

2

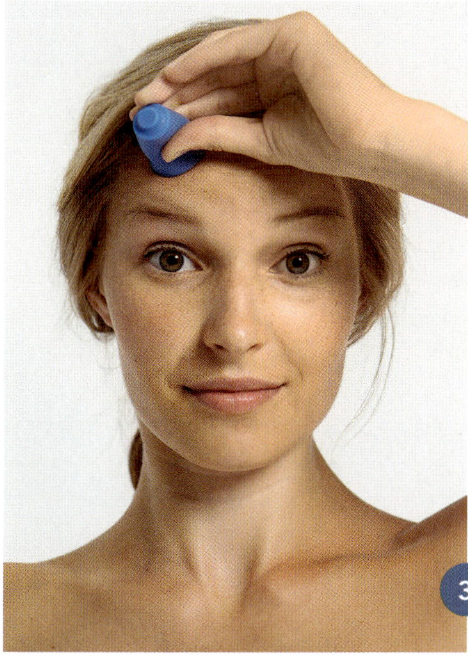

3

diesem Punkt aus 5- bis 10-mal in die Verlaufsrichtung kleinerer Falten. (1)

Sliding 2: Platzieren Sie den Cup erneut auf dem einen Ende der Falte. Ziehen Sie ihn nun 5- bis 10-mal in Zickzackbewegungen quer zum Faltenverlauf. (2 + 3)

Pumping: Setzen Sie den Cup local auf das eine Ende der Falte und lassen Sie ihn sich ansaugen. Lockern Sie das Gewebe durch Pumpen, indem Sie den Cup 5- bis 10-mal etwas anheben und wieder absenken. Wiederholen Sie diese Behandlung entlang der Falte so oft, bis Sie den ganzen Faltenverlauf gelockert haben. (4)

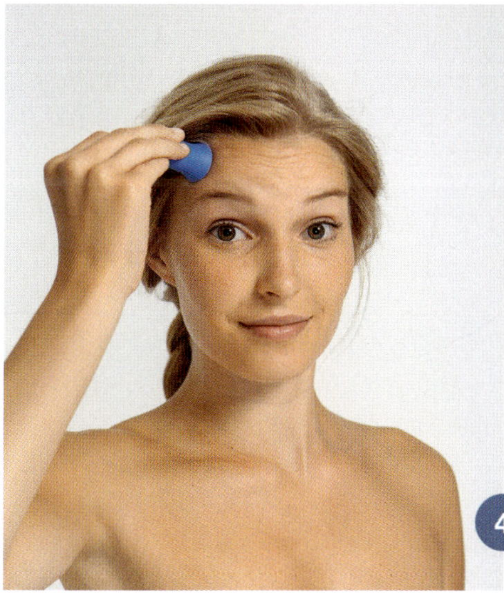

4

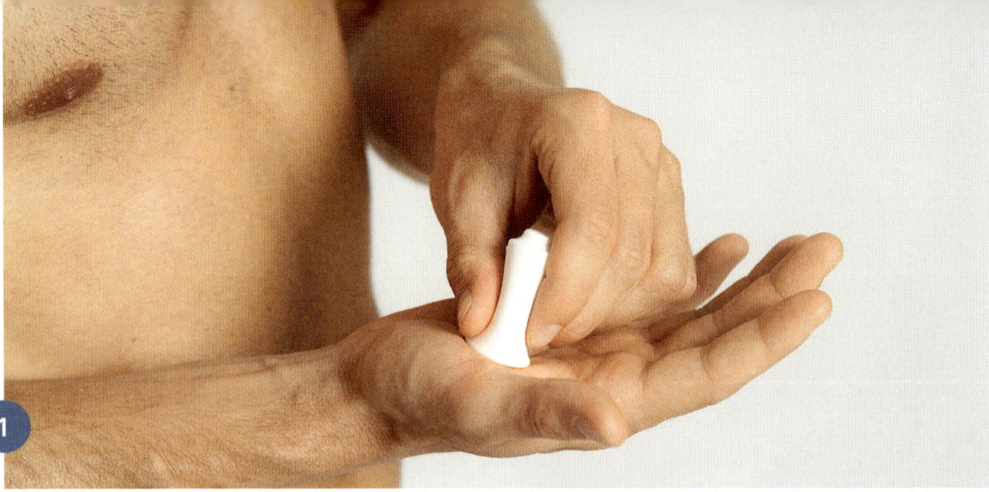

1

HANDYDAUMEN

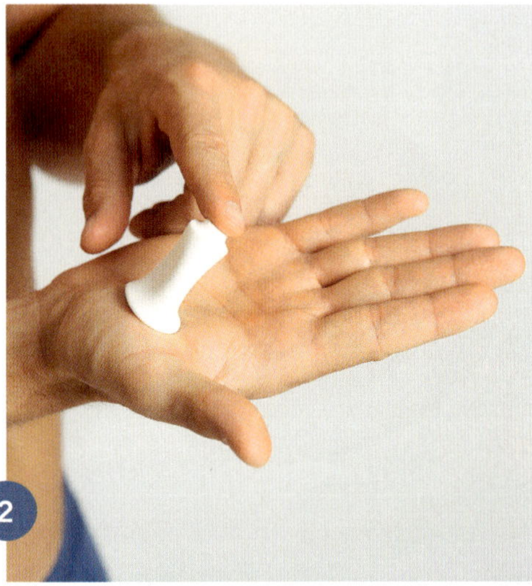

2

Die meisten von uns bedienen ihr Smartphone ausschließlich mit einer Hand. Auf Dauer kann dies das Daumengrundgelenk überbeanspruchen, was sich häufig durch einen dumpfen Schmerz bemerkbar macht. Der Grund: Da es keine Ausgleichsbewegungen gibt, kommt es zu einer Erholungsanspannung. Das bedeutet, dass auch in Zeiten, in denen die exzessive Belastung ausgesetzt wird, Spannung im Gewebe verbleibt. Im schlechtesten Fall kann es dadurch sogar zu einer Sehnenscheidenentzündung an der Daumensehne kommen.

CUPPING KANN HELFEN …

- die Strukturen in der Hand zu lösen,
- mehr Raum im Gewebe zu schaffen,
- die Durchblutung zu fördern.

Sliding: Setzen Sie den Cup local auf den Daumenballen und lassen Sie ihn sich ansaugen. Ziehen Sie den Cup dann sternförmig 5- bis 10-mal über den gesamten Daumenballen der betroffenen Hand. (1)

Circling: Platzieren Sie den Cup local auf dem Daumenballen. Legen Sie den Zeigefinger auf die Cup-Spitze und kippen Sie den Cup kreisend für 5 bis 10 Runden, um das Gewebe zu lockern. (2)

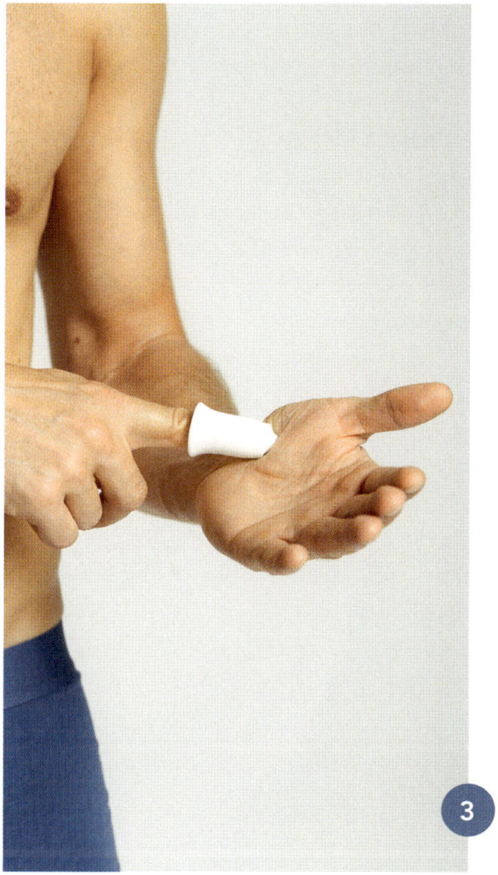

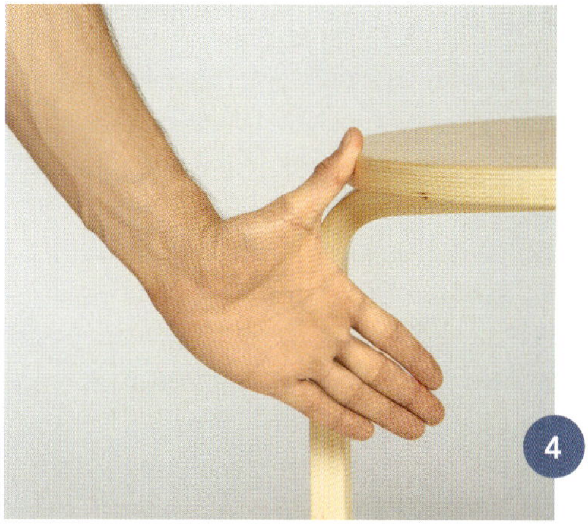

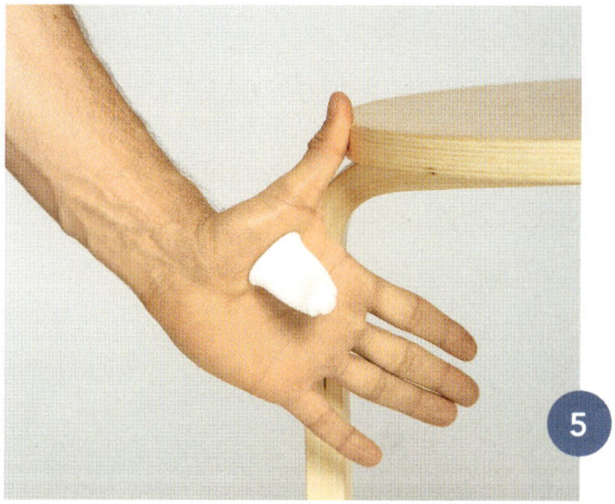

Pressing: Fahren Sie mit der Spitze des Cups local am Daumen entlang und ziehen Sie ihn dabei mit kräftigem Druck für 1 bis 2 Minuten um den gesamten Daumen. Die verkrampften Daumenmuskeln dabei besonders intensiv behandeln. (3)

Expanding: Dehnen Sie die beanspruchten Muskeln und Bänder des Daumens, indem Sie den Daumen auf einer Kante aufsetzen und auf Spannung bringen. Halten Sie die Position, setzen Sie den Cup local auf und lassen Sie ihn sich ansaugen. Alternativ oder ergänzend setzen Sie in einem weiteren Durchgang zuerst den Cup auf und ziehen dann den Daumen in verschiedene Richtungen – jeweils etwa 30 Sekunden lang. (4 + 5)

HAUTBILD

Bevor Sie Cremes und Lotionen benutzen, sollten Sie abgestorbene Hautschuppen entfernen, weil sie sonst auf den Poren »festkleben« und diese verstopfen. Dadurch können nicht nur die feuchtigkeitsspendenden Produkte nicht ins Unterhautfettgewebe gelangen. Genauso schlecht können Stoffwechselendprodukte über die Haut aus dem Körper herausbefördert werden. Die Folge: Es entstehen Unreinheiten und Falten, die Haut wirkt trocken und müde. Sie wird weniger belastbar und verliert ihren schützenden Charakter. Der natürliche Alterungsprozess wird beschleunigt und das ganze Hautbild verschlechtert sich. Cupping unterstützt die Regeneration der Haut durch seinen Peeling-Effekt und seine Fähigkeit, Verklebungen in der Faszienschicht zu lösen.

CUPPING KANN HELFEN …

- die Faltenbildung zu reduzieren,
- Unreinheiten zu beseitigen,
- ein vitales Aussehen zu unterstützen,
- die Elastizität und Stützfunktion der Haut zu verbessern,
- den Barriereschutz zu stabilisieren.

Peeling: Ziehen Sie je nach Körperpartie den Cup local oder allround mit dem Peeling-Rand ohne Unterdruck 5- bis 10-mal über die trockene Haut. Das löst abgestorbene Hautschuppen. Fahren Sie anschließend mit einem feuchten Waschlappen über die behandelte Partie. (1)

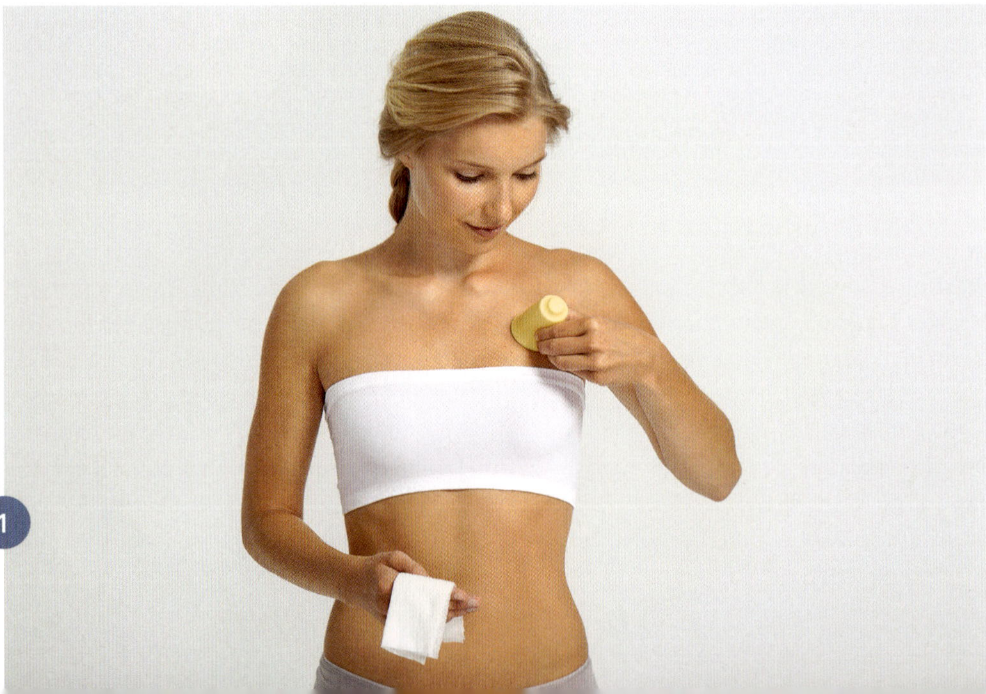

1

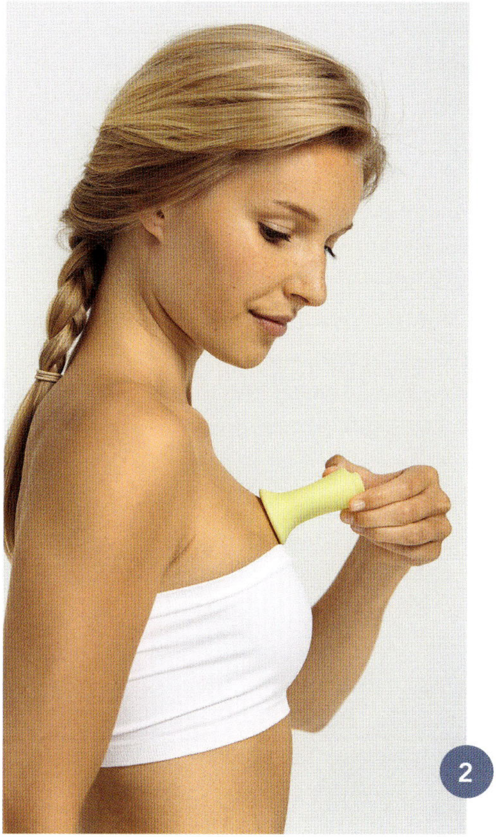

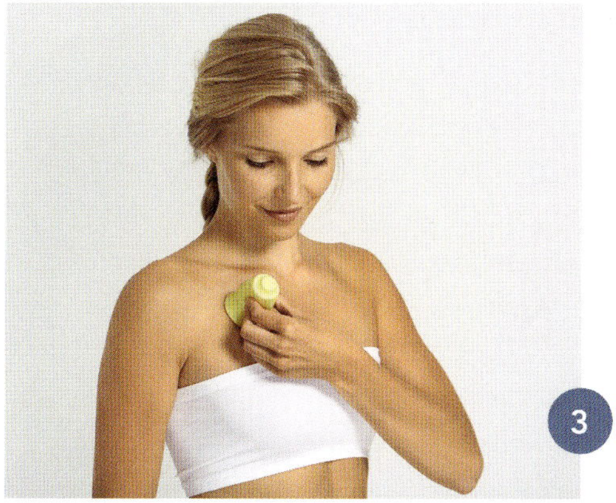

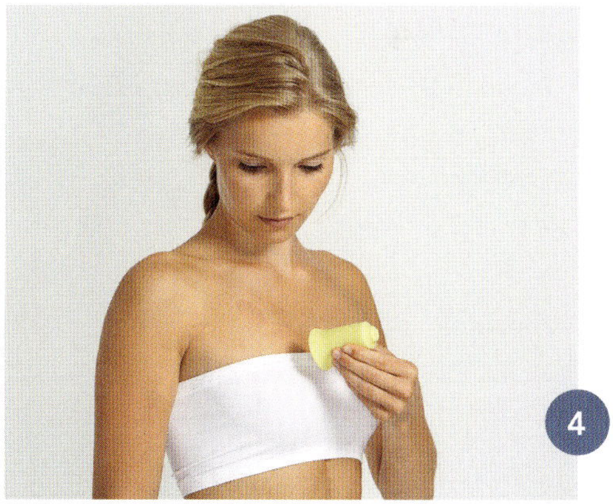

Pumping: Setzen Sie den Cup auf die gewünschte Hautpartie und lassen Sie ihn sich ansaugen. Heben Sie ihn dann gerade soweit wieder ab, dass er sich nicht löst. Wiederholen Sie das ähnlich einer Pumpbewegung für 20 bis 30 Sekunden. (2)
Pinching: Platzieren Sie den Cup auf der gewünschten Hautpartie, lassen Sie ihn sich ansaugen und ziehen Sie ihn dann gleich wieder ab. Wiederholen Sie dies für 1 bis 3 Minuten, wobei Sie den Cup jeweils um ein paar Zentimeter versetzen. (3 + 4)
Sliding: Sie können zusätzlich eine Creme oder eine durchblutungsfördernde Salbe in die Haut einarbeiten: Tragen Sie dazu das Produkt auf und massieren Sie es durch Sliden mit dem Cup in kreisenden Bewegungen ein (**siehe Seite 35**).

HÜFTBESCHWERDEN

Schmerzen in der Hüfte werden oft von Fehlspannungen in Muskeln und Sehnen ausgelöst. Der Druck im Gelenk ist zu hoch. Eine mögliche Folge davon kann eine Schleimbeutelentzündung sein. Die Nervenenden melden dann zu viel Spannung im Gewebe und es schmerzt.

Tatsächlich leiden Hüftgelenke im Allgemeinen unter zu viel Druck und zu wenig Zug. Das wiederum kann zu einem sogenannten Impingement (Einklemmung der Nerven) führen. In deren Folge wird immer öfter eine Schonhaltung oder ein Schongang eingenommen, was wiederum alle anderen Knochen belastet.

CUPPING KANN HELFEN …

- die Stoffwechselaktivität anzuregen,
- mehr Raum im Gewebe zu schaffen,
- die Gleitfähigkeit der einzelnen Faszienschichten zu verbessern,
- die Strukturen weicher (weniger steif) und damit durchlässiger werden zu lassen,
- veränderten Zug auf das Gelenk auszuüben.

Sliding 1: Setzen Sie den Cup allround am Oberschenkel knapp unterhalb der Leiste an und lassen Sie ihn sich ansaugen. Ziehen Sie den Cup nun zur Seite bis zum Gesäß beziehungsweise bis um die Hüfte herum. Wiederholen Sie das 3-mal und wechseln Sie dann die Seite. (1 + 2)

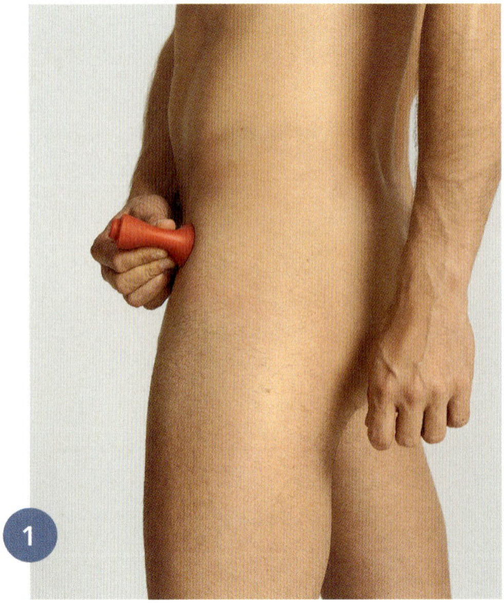

1

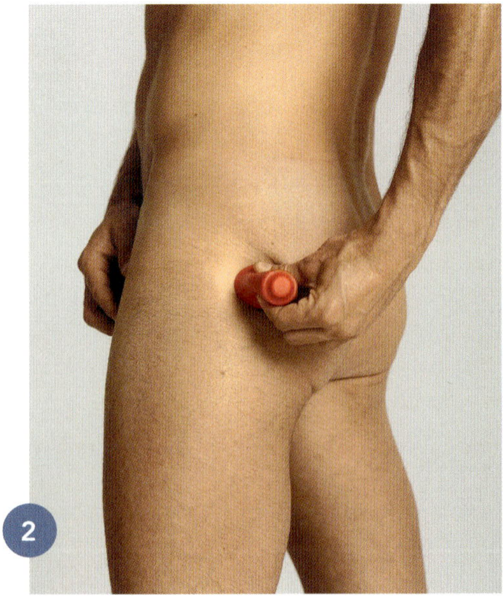

2

Sliding 2: Setzen Sie den Cup allround wieder am Oberschenkel an, diesmal knapp unterhalb der Leiste, und lassen Sie ihn sich erneut ansaugen. Ziehen Sie den Cup dann bis zum Bauchnabel nach oben. Dort ziehen Sie den Cup ab, setzen ihn um 1 Zentimeter weiter nach außen versetzt in Leistenhöhe wieder auf und wiederholen das Ganze. Machen Sie weiter so, bis Sie die Pofalte erreicht haben. Wiederholen Sie die ganze Serie 3-mal. (3–6)

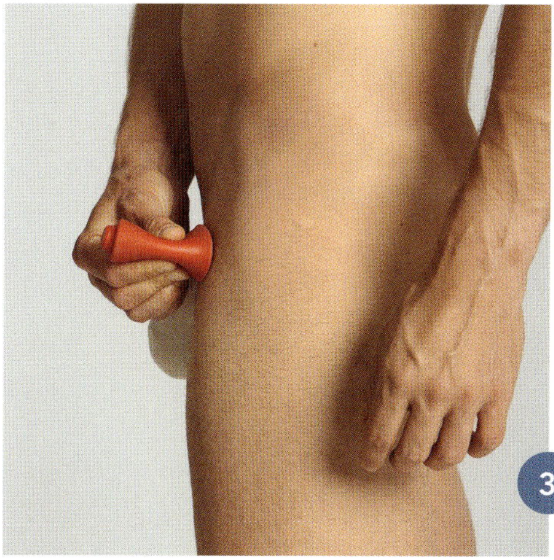

3

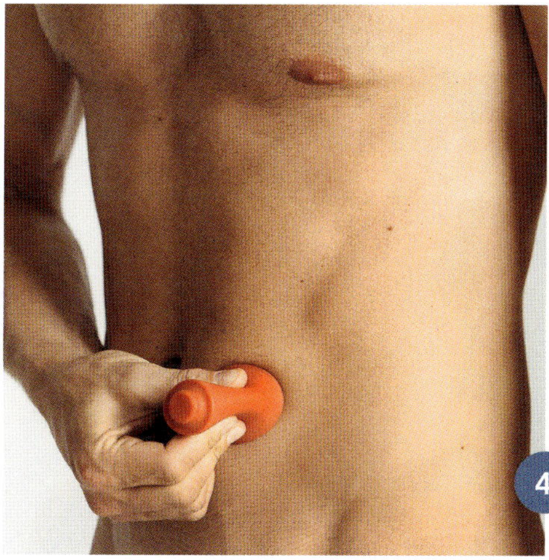

4

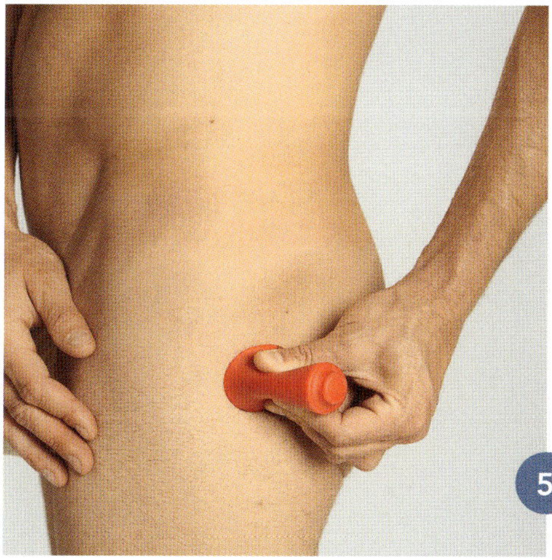

5

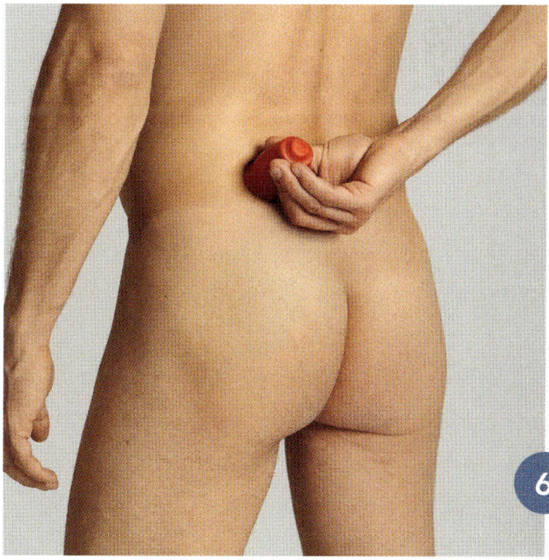

6

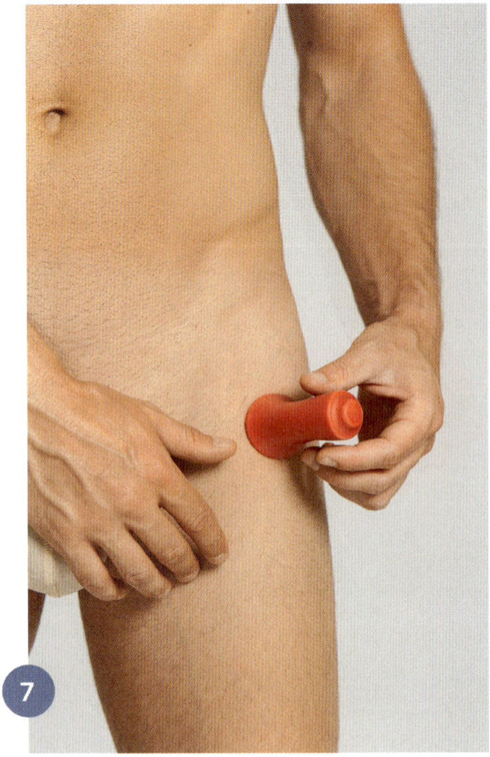

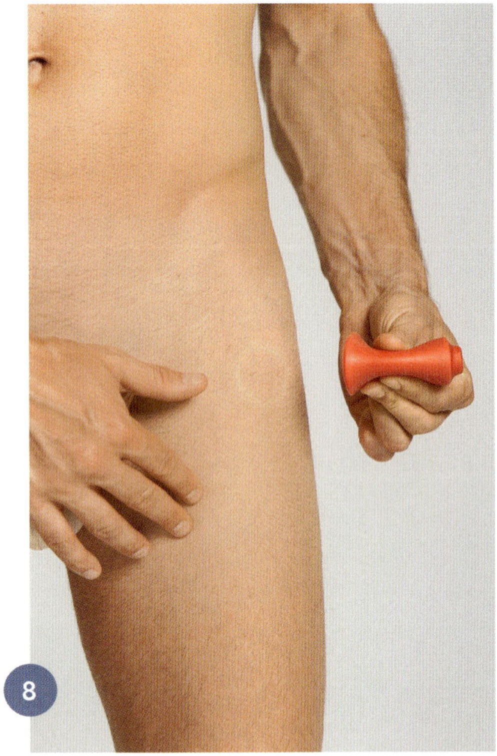

Pinching: Lassen Sie den Cup allround in der Leiste wiederholt kurz ansaugen und ziehen Sie ihn dann wieder vollständig ab. (7 + 8)
Tapping: Stecken Sie den Cup local in den Cup allround. Nehmen Sie die zusammengesteckten Cups in die Hand oder stülpen Sie sie über Ihren Zeigefinger. Klopfen Sie nun zuerst sanft rund um das Hüftgelenk, später mit mehr Intensität – am besten mehrmals täglich für jeweils 30 Sekunden. (9)

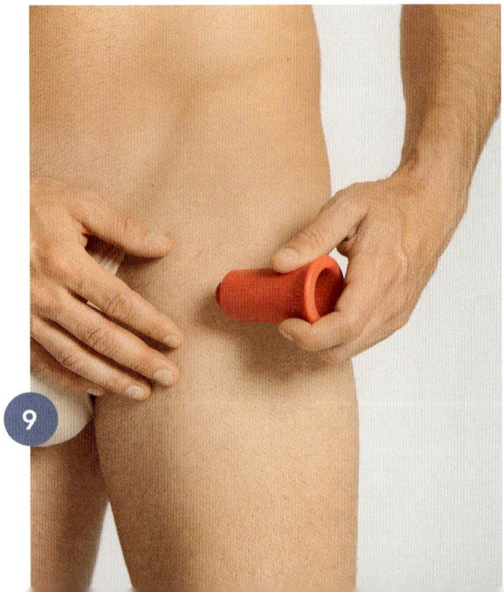

Piriformis-Behandlung

Der Piriformis-Muskel gehört zur Hüftmuskulatur und verläuft vom Becken zum Oberschenkel innerhalb der Faszien-Zentralleitbahn. Beim sogenannten Piriformis-Syndrom kann es durch eine Verhärtung des Muskels auch zu Schmerzen im Lendenwirbelbereich kommen. Sie ähneln den Beschwerden eines Bandscheibenvorfalls und strahlen ins Gesäß, teilweise auch bis ins Knie aus.

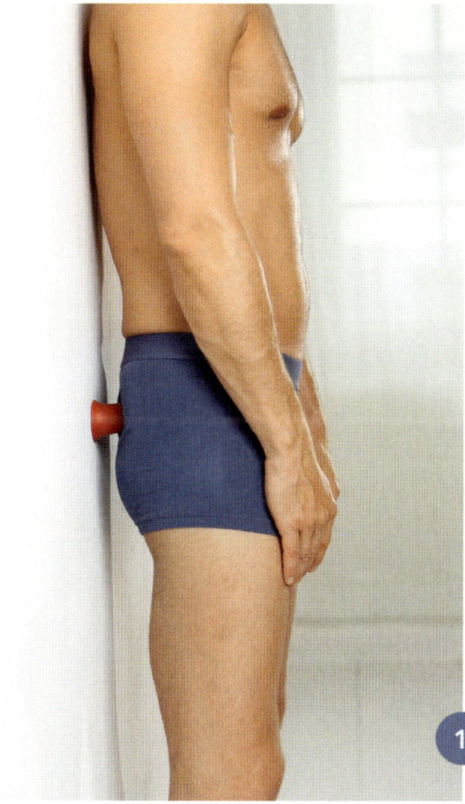
1

CUPPING KANN HELFEN ...

- mehr Raum im Gewebe zu schaffen,
- die Gleitfähigkeit der Muskelabschnitte zueinander zu verbessern,
- Beschwerden zu lindern.

Pressing: Stecken Sie den Cup local in den Cup allround und legen Sie die Cups in Pohöhe mit dem Peeling-Rand an eine Wand. Stellen Sie sich so davor, dass Sie mit dem oberen Teil der Gesäßbacke die Cupspitze berühren und lassen Sie sich in die Cups »hineinschmelzen«. (1)

Expanding: Legen Sie sich flach auf den Rücken und stellen Sie Ihre Beine auf. Legen Sie den Fuß des betroffenen Beins auf den Oberschenkel des anderen. Umgreifen Sie gegebenenfalls den Oberschenkel des nicht betroffenen Beins und ziehen Sie es zu sich heran. Setzen Sie in dieser Position den Cup allround auf den Muskelbauch des Piriformis oder an eine andere schmerzende Stelle. Halten Sie die Position für 1 bis 3 Minuten. (2)

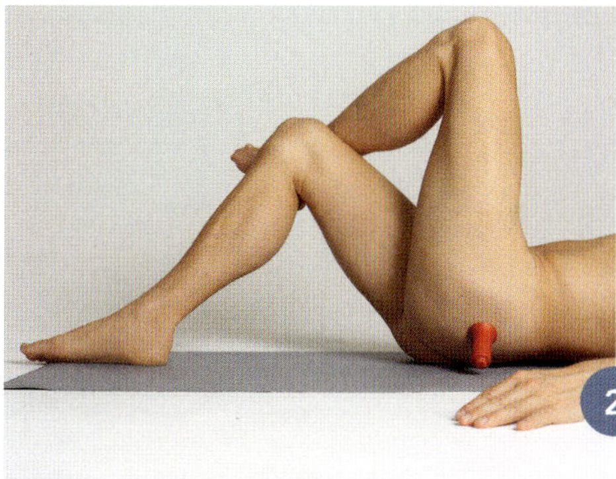
2

Ischiasschmerzen

Beschwerden im Lenden-Kreuz-Geflecht können neben muskulären Verspannungen (**siehe dazu Seite 77**) auch durch ein blockiertes Iliosakralgelenk verursacht werden. Bei dauerhaft eingeklemmten Nerven kann es dadurch sogar zu einer Reizung des Ischiasnervs kommen *(Ischialgie)*.

Egal was die Schmerzen verursacht: Es ist immer zu wenig Raum im Gewebe. Cuppen kann dagegen helfen.

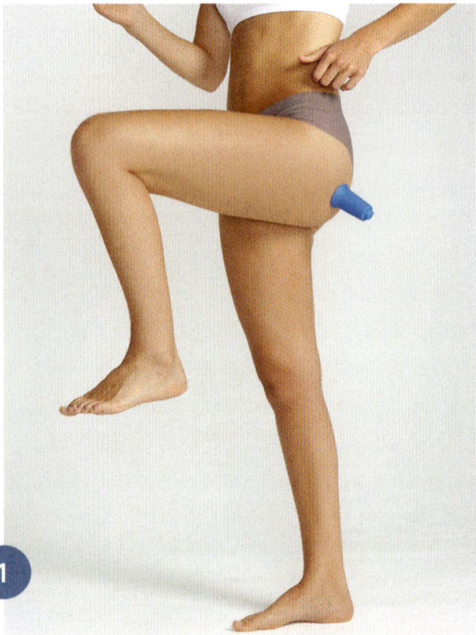
1

CUPPING KANN HELFEN …

- Raum im Gewebe zu schaffen,
- die Durchblutung zu fördern,
- akute Schmerzen zu lindern,
- Verspannungen zu lösen.

Mobilizing: Setzen Sie den Cup allround auf den schmerzenden Bereich, lassen Sie ihn sich ansaugen und bewegen Sie das Bein für 1 bis 2 Minuten sanft in alle Richtungen. (1)

DER TCM-EXPERTE EMPFIEHLT

Releasing: Für diese spezielle Technik stecken Sie den Cup local in den Cup allround und legen die Cups dann auf den Boden. Stellen Sie sich mit dem Fuß der schmerzenden Seite darauf und rollen Sie langsam die Sohle (Plantarfaszie) aus, um die Zugspannung in der Leitbahn zu verringern. (2)

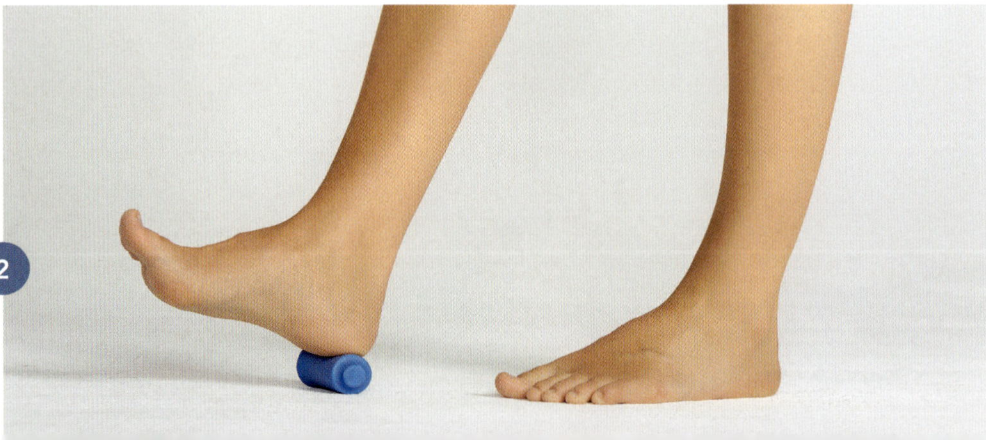
2

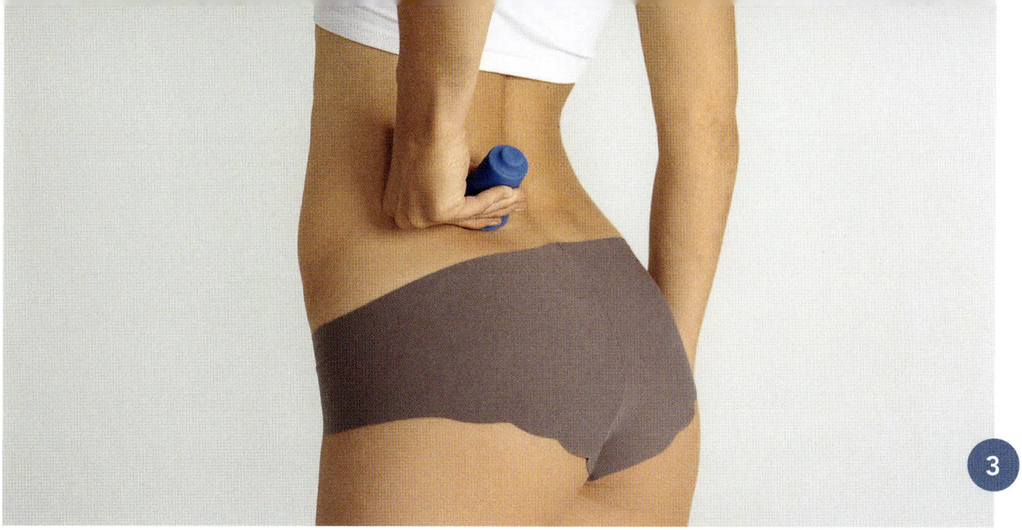

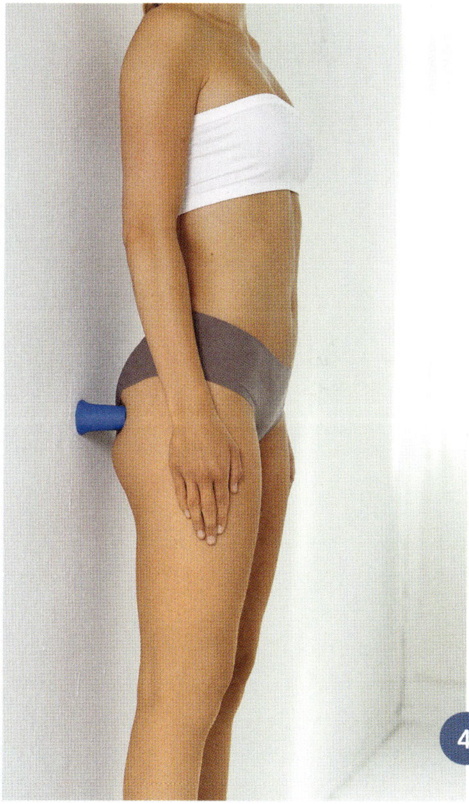

Sliding: Ziehen Sie den angesaugten Cup allround von der Beckenkante Richtung Steißbein und wieder zurück. Wandern Sie dabei langsam nach außen. (3)

Pressing: Stecken Sie den Cup local in den Cup allround und platzieren Sie die zusammengesteckten Cups mit dem Peeling-Rand auf Pohöhe an einer Wand. Lehnen Sie sich nun mit dem oberen Anteil der Gesäßbacke gegen die Cup-Spitze und lassen Sie sich in die Cups »hineinschmelzen«. Wechseln Sie die Seite. (4)

ACHTUNG

Wenn Sie plötzliche oder auch chronische starke Schmerzen im Rücken haben, die ins Bein ziehen, sollten Sie vom Hausarzt oder Orthopäden abklären lassen, ob es sich um ein Bandscheibenproblem handelt.

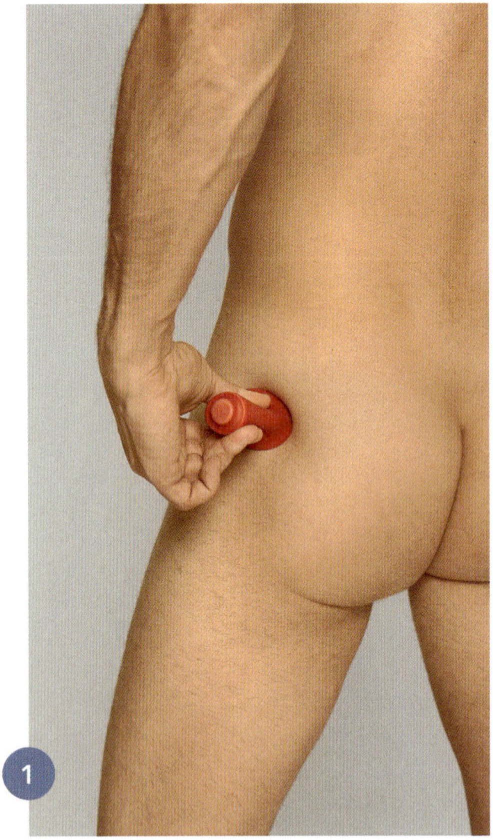

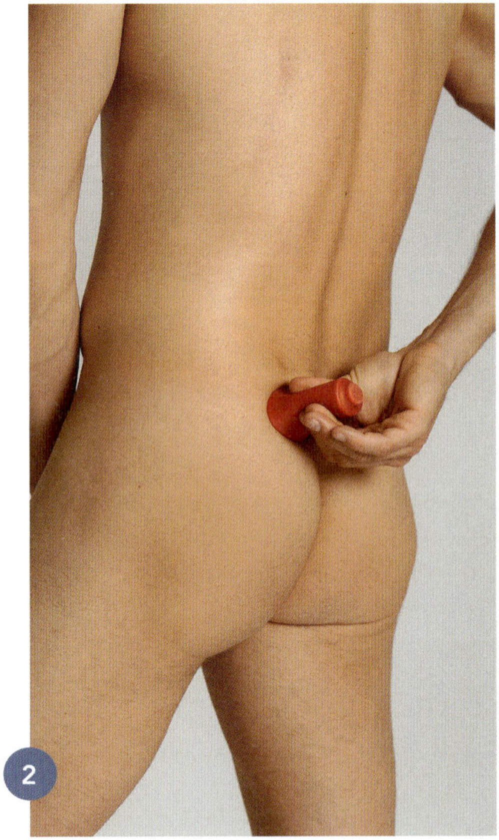

Hexenschuss

Akute Kreuzschmerzen entstehen in den meisten Fällen durch strapazierte Bänder und Muskeln am Kreuz, deren Zusmmenspiel miteinander nicht mehr recht harmonieren mag. Kommt dazu dann noch eine zusätzliche Belastung, schießt nicht selten die »Hexe« ein, und es ist dem Betroffenen kaum mehr möglich, sich zu bewegen.

CUPPING KANN HELFEN …

- die verspannten Bereiche wieder zu lösen,
- Schmerzen zu lindern,
- wieder Beweglichkeit in die Strukturen des Kreuzbeins zu integrieren.

Sliding: Setzen Sie den Cup allround außen auf das Gesäß auf, lassen Sie ihn sich ansaugen und ziehen Sie ihn dann von dort auf der Haut bis zum Kreuzbein. Versetzen Sie den

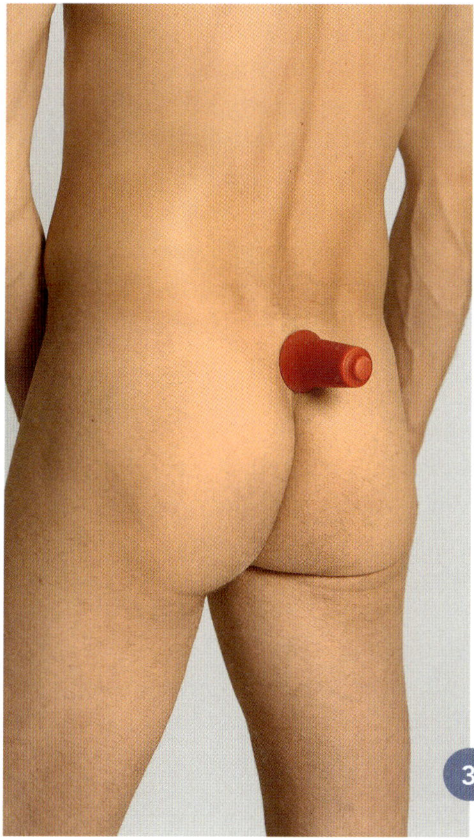
3

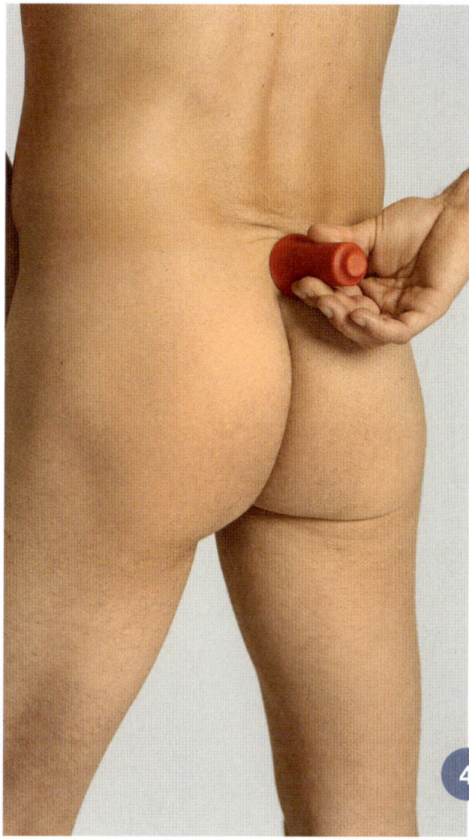
4

Cup jeweils 1 Zentimeter höher und behandeln Sie so die betroffene Partie so weit nach oben, wie Sie können. Lassen Sie sich gegebenenfalls von Ihrem Partner/Ihrer Partnerin oder einem Freund/einer Freundin helfen. (1 + 2)

Placing: Setzen Sie den Cup anschließend auf das Kreuzbein auf und lassen Sie ihn dort für etwa 1 Minute angesaugt stehen. (3)

Spinning: Platzieren Sie den Cup auf dem Kreuzbein, lassen Sie ihn sich ansaugen und drehen Sie ihn dann möglichst weit in eine Richtung, ohne dass er sich dabei löst. Drehen Sie anschließend weit in die andere Richtung. Versetzen Sie nun den Cup jeweils um 1 Zentimeter in alle Richtungen über das gesamte Kreuzbein hinweg und wiederholen Sie die Behandlung. (4)

KIEFERKNIRSCHEN UND -PRESSEN

Die Kiefermuskulatur gehört zur zentralen Faszienleitbahn, die sich tief durch den ganzen Körper zieht. Eine Verspannung an dieser Stelle wirkt sich somit auch auf andere, weiter entfernt liegende Teile des Körpers aus, bis hin zum Beckenboden und Hüftbeuger – was wiederum Auswirkungen auf die gesamte Statik des Körpers hat.
Verspannte, verkürzte Kaumuskeln verhindern zudem das vollständige Öffnen des Mundes. Dadurch fehlt die Dehnfähigkeit in diesem Gelenk. Viele von uns pressen zusätzlich, besonders nachts, die Zähne aufeinander. Da es außerdem einen direkten Zusammenhang zwischen der Kaumuskulatur und Schmerzen im Kopf, Schulter-Nacken-Bereich und Rücken gibt, ist ein entspanntes Kiefergelenk für den gesamten Körper sehr wichtig.

CUPPING KANN HELFEN …

- Verspannungen im Kiefer zu lösen,
- die Schulter-Nacken-Region zu entspannen,
- positiven Einfluss auf Beckenboden- und Hüftprobleme zu nehmen,
- Kopfschmerzen zu lindern.

Sliding: Platzieren Sie den Cup local vor dem Ohr und ziehen Sie ihn langsam über den Kieferrand zum Kinn. Wiederholen Sie das mehrmals – immer etwa 1 Zentimeter vor der vorigen Bahn, bis Sie beim Herunterziehen den Mundwinkel erreichen. Dann die Seite wechseln. (1 + 2)

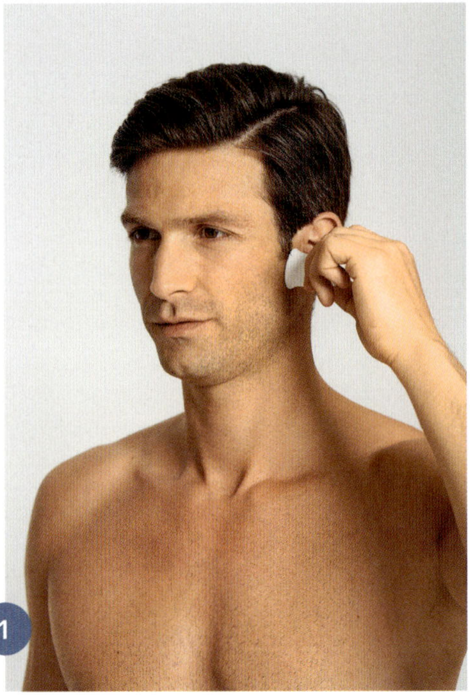

1

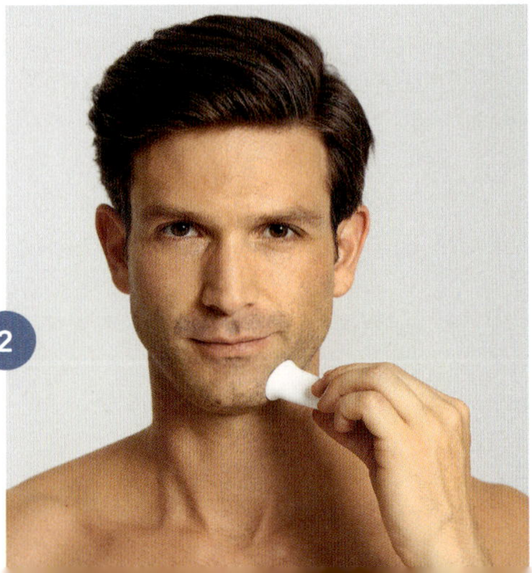

2

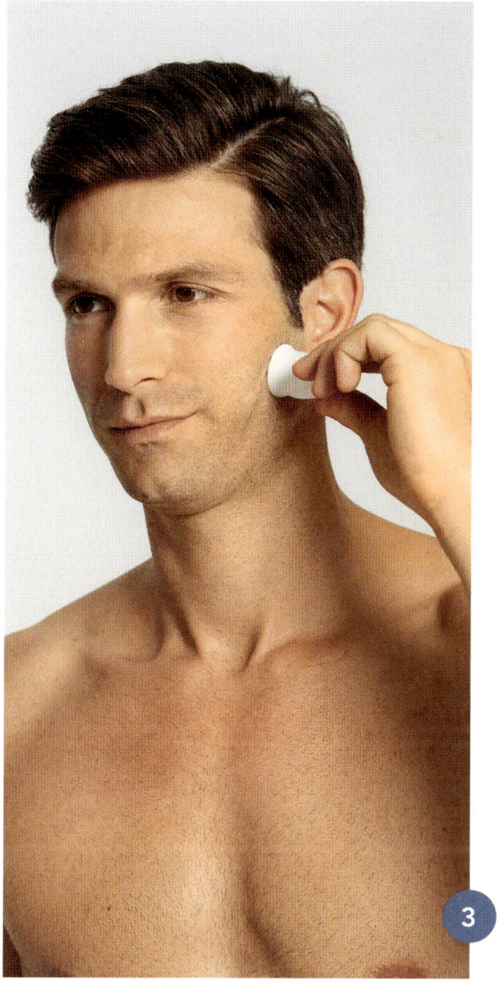

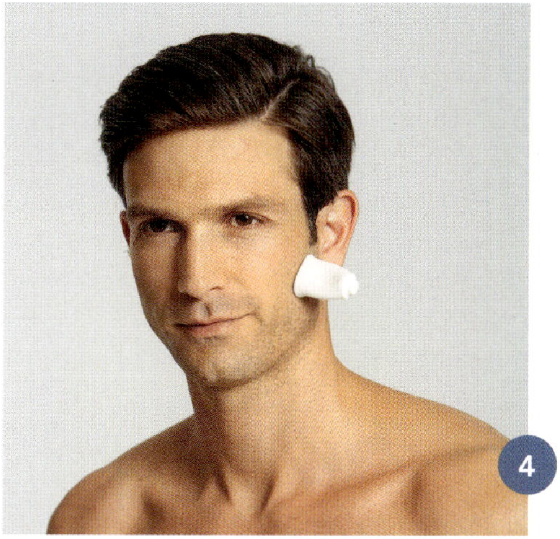

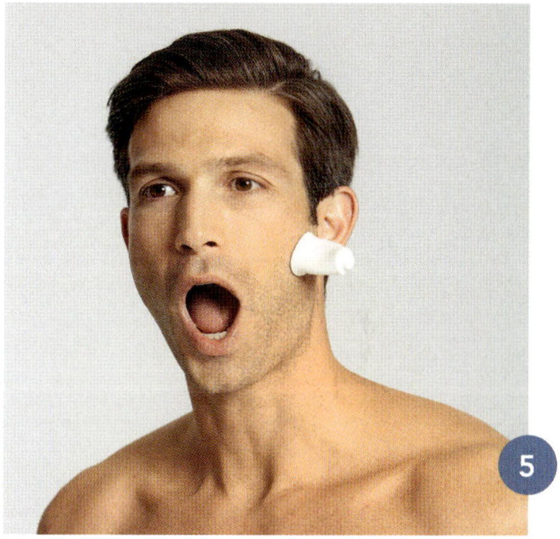

Spinning: Setzen Sie den Cup auf das Kiefergelenk, lassen Sie ihn sich ansaugen und drehen Sie ihn ein paar Mal im Wechsel nach links und rechts, sodass sich das Gewebe »verwringt«. Wechseln Sie die Seite. (3)

Mobilizing: Lassen Sie den Cup allround sich auf dem Kiefergelenk ansaugen, belassen Sie ihn dort und öffnen und schließen Sie dann 5- bis 10-mal langsam den Mund. Dann die Seite wechseln. (4 + 5)

KNIEPROBLEME

Das Kniegelenk ist ein besonders großes Gelenk und für das Beugen und Strecken des Beins zuständig. Entstehen übermäßige seitliche Belastungen, ist es sehr verletzungsanfällig. Daher benötigt es eine flexible Stabilität in alle Richtungen, unter anderem durch eine angemessene Kraft-Balance von Unter- und Oberschenkelmuskulatur.
Langfristige Knieprobleme entstehen oft durch Schonhaltungen, die aufgrund von Schmerzen eingenommen werden.

CUPPING KANN HELFEN ...

- muskulär-fasziale Dysbalancen auszugleichen,
- die Durchblutung anzuregen,
- mehr Raum im Gewebe zu schaffen,
- die Regeneration zu fördern.

Pumping: Setzen Sie den Cup allround nacheinander auf die beiden vorderen Kuhlen direkt beidseits der Sehne unterhalb der Kniescheibe. Ziehen Sie dann 5- bis 10-mal so weit am angesaugten Cup, dass er sich eben nicht löst, und senken Sie ihn wieder. (1 + 2)

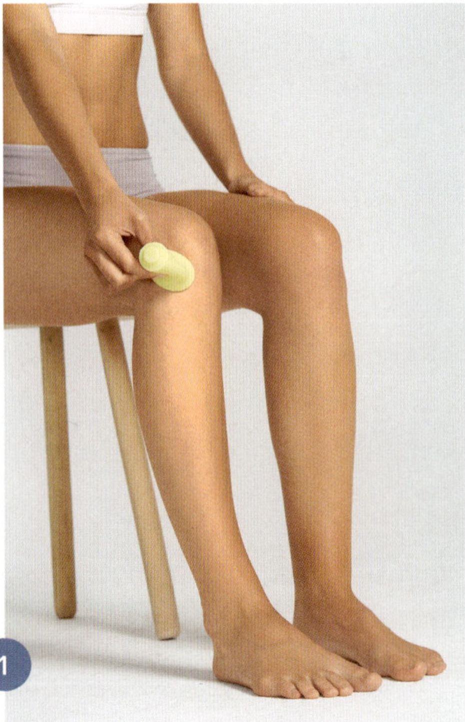
1

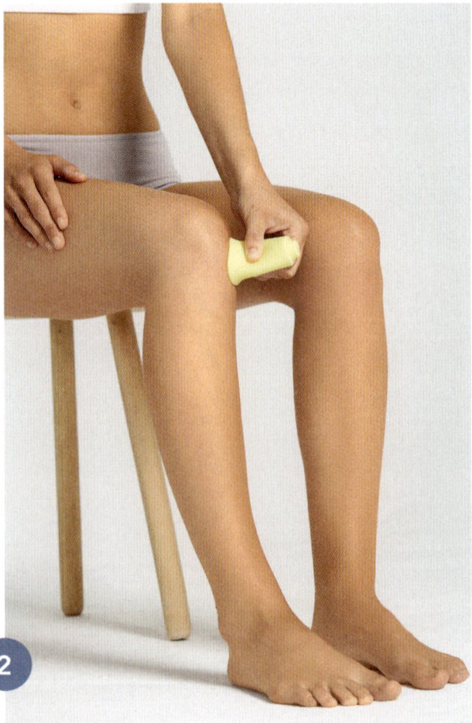
2

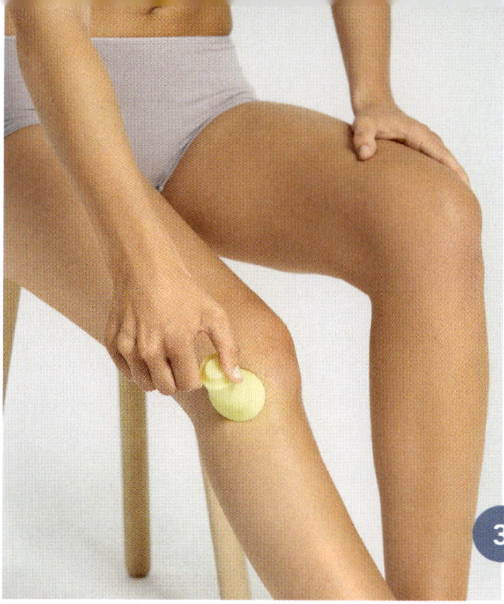

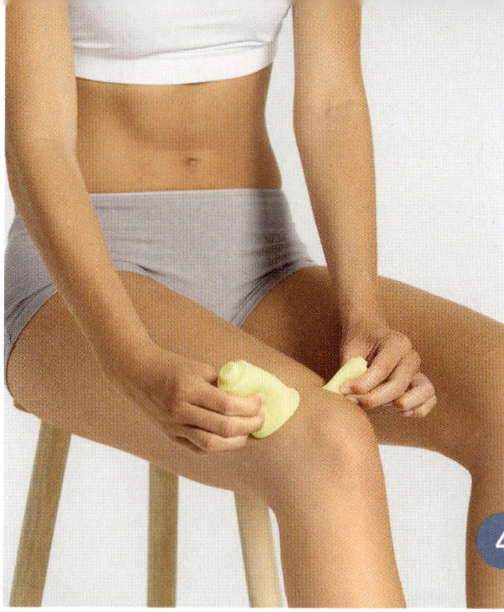

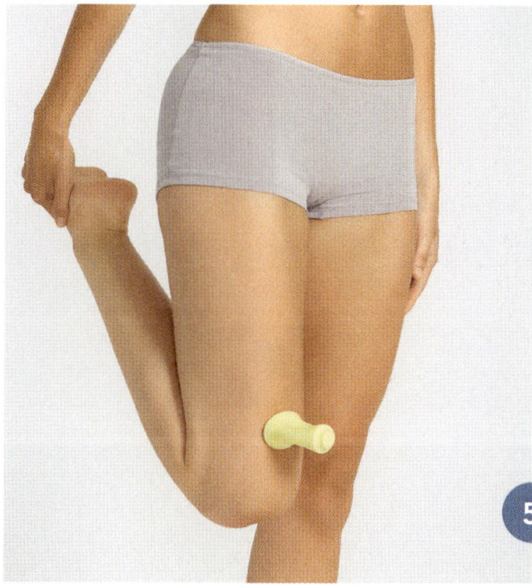

Spinning: Anschließend drehen Sie den angesaugten Cup, ohne dass er sich von der Haut löst, je 5- bis 10-mal in die eine und in die andere Richtung. (3)
Stretching: Setzen Sie beide Cups nebeneinander oberhalb des Knies auf und lassen Sie sich ansaugen. Ziehen Sie sie nun gleichzeitig zur Seite voneinander weg. Wiederholen das 5- bis 10-mal. (4)
Expanding: Dehnen Sie die Struktur um Ihr Knie herum, indem Sie beispielsweise Ihren Fuß zum Gesäß ziehen. Setzen Sie in dieser Position den Cup allround oberhalb des Knies auf und halten Sie die Stellung für etwa 1 Minute. Alternativ können Sie auch erst den Cup sich ansaugen lassen und dann das Bein in die Dehnposition bringen. (5)

WICHTIG

Ziehen Sie die Cups wie bei der Behandlung von Venenleiden (**siehe Seite 116 f.**) nicht über sichtbare Krampfadern.

KOPFSCHMERZEN

Man unterscheidet heutzutage bis zu 220 verschiedene Arten von Kopfschmerzen.
Ihre Ursachen und Auslöser sind vielfältig und liegen nicht nur im Kopfbereich.
Zu den häufigsten Schmerzzuständen zählen Spannungskopfschmerzen, etwa aufgrund angespannter Nackenmuskeln, die wiederum durch einseitige Beanspruchung und Fehlhaltungen ausgelöst werden. Auch Probleme im Bereich der Halswirbelsäule können eine Ursache sein.
Infolge des Kopfschmerzes kann es zu Schlafstörungen, Kältegefühl oder Missempfindungen im Schädelbereich und in den Armen kommen. Gar nicht so selten sind also Kopfschmerzen die Auslöser für andere Symptome – genauso wie umgekehrt.
Bitte beachten Sie, dass bei häufigen und andauernden Kopfschmerzen die möglichen Ursachen fachlich abgeklärt werden sollten.

CUPPING KANN HELFEN ...

- eine allgemeine Entspannung einzuleiten,
- akute Verspannungen und Blockaden zu lösen,
- die Selbstheilungskräfte anzuregen,
- den Lymphfluss und die Durchblutung zu fördern.

Pressing: Lokalisieren Sie die Schmerzen (an der Stirn, den Schläfen, am Kopf oder Hinterkopf) und setzen Sie dort, wo es wehtut, die Spitze des Cups local oder allround an. Kreisen Sie mit angenehmem Druck für 20 bis 30 Sekunden auf der Schmerzstelle. Machen Sie mehrere Tage hintereinander je eine Anwendung, danach nach Bedarf. (1)

Stretching: Setzen Sie zwei Cups rechts und links neben die Halswirbelsäule, lassen Sie sich beide ansaugen und ziehen Sie sie dann jeweils nach außen. Wiederholen Sie das 5-

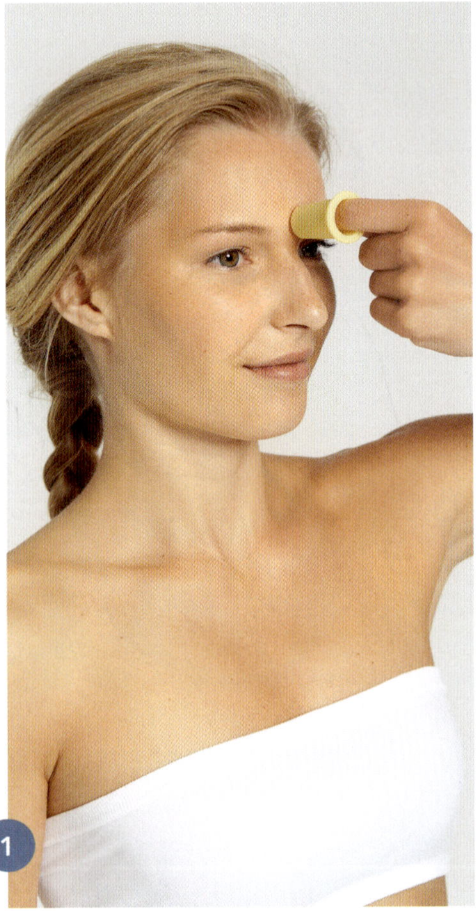
1

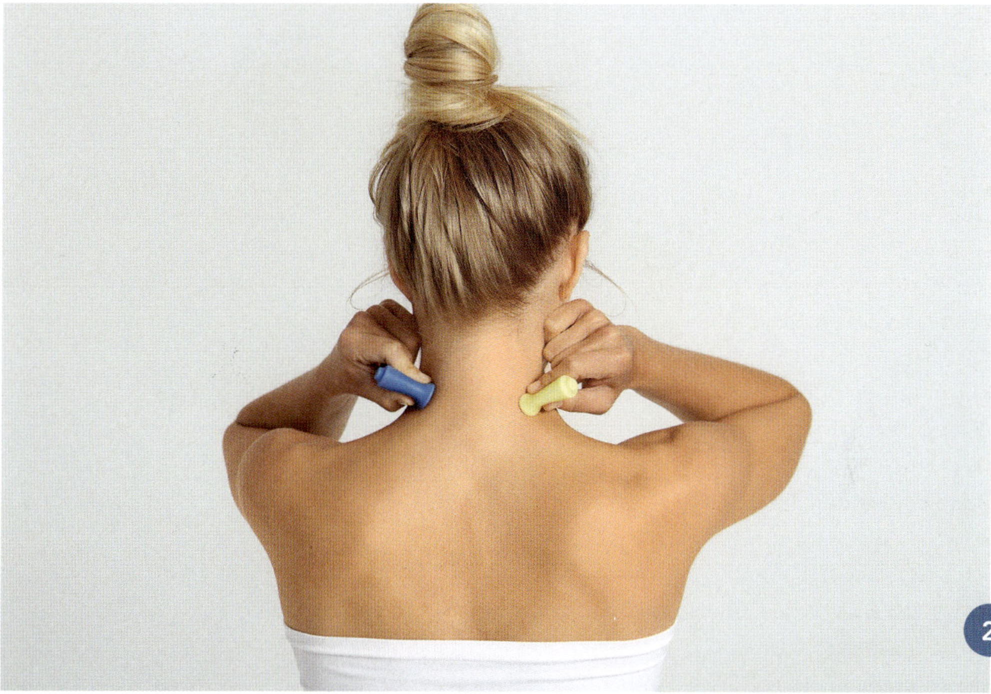

2

bis 10-mal. Setzen Sie die Cups danach eng übereinander, erst auf die eine dann auf die andere Seite der Halswirbelsäule und ziehen Sie die angesaugten Cups nach oben und unten auseinander. (2 + 3)

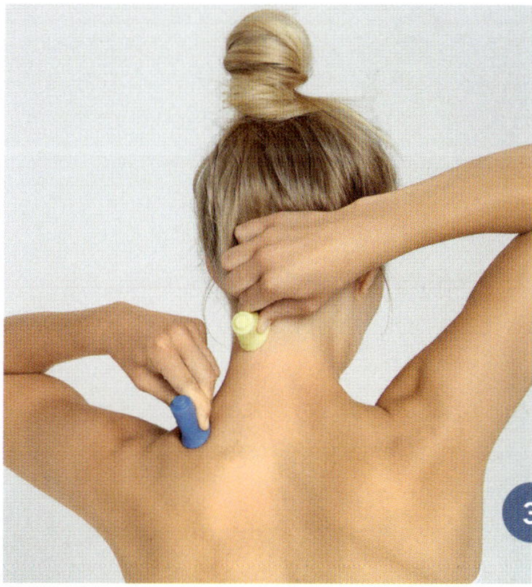

3

WICHTIG

Das Gesicht und die Kopfhaut verfügen über sehr viele sensible Nervenzellen, daher sollte die Massage mit den Cups in diesem Bereich sehr sanft erfolgen.

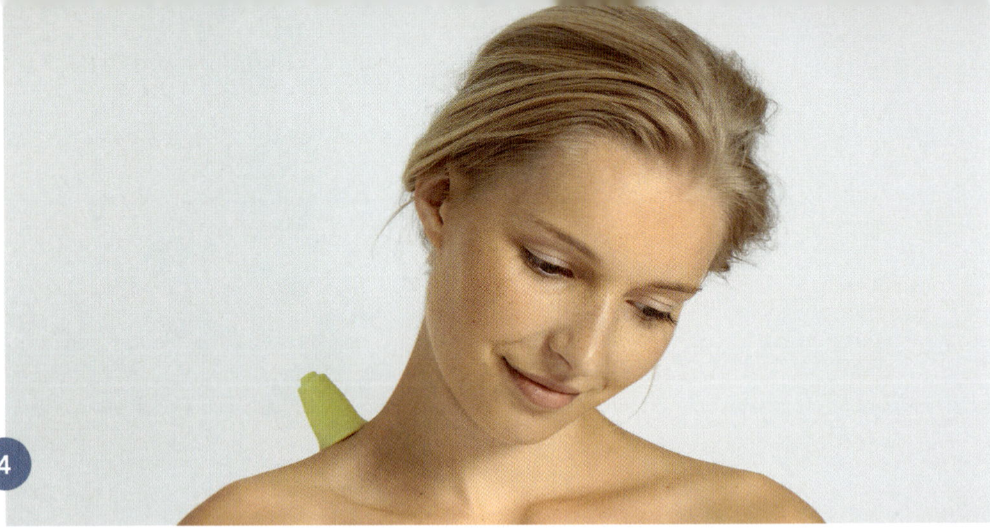

Expanding: Neigen Sie den Kopf zur Seite und setzen Sie den Cup allround auf die gedehnte Nackenpartie. Lassen Sie ihn angesaugt etwa 1 Minute stehen, und atmen Sie währenddessen tief ein und aus. Wechseln Sie anschließend die Seite. Alternativ können Sie auch erst den Cup aufsetzen und dann den Kopf neigen. (4)

Tapping: Stecken Sie den Cup local in den Cup allround und nehmen Sie die zusammengesteckten Cups in die Hand oder stülpen Sie sie über Ihren Zeigefinger. Klopfen Sie nun 10 bis 15 Sekunden mit der Cup-Spitze sanft kreisend über die Kopfhaut. Danach dürfen Sie sich selbst auf die Schulter klopfen, das löst Verspannungen in der Nackenmuskulatur. Zum Schluss klopfen Sie den gesamten Körper von oben nach unten ab. Das sorgt für eine angenehme Vibration und löst Blockaden im gesamten Energiesystem des Körpers. (5)

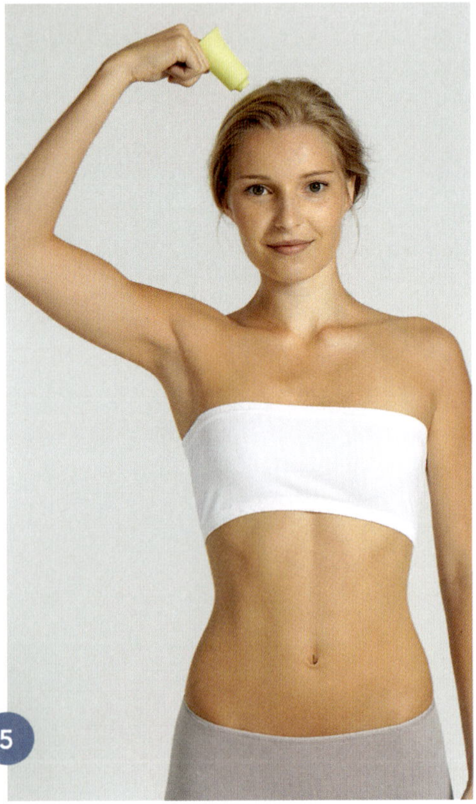

Migräne

Bei dieser besonderen Form der Kopfschmerzen können die halb- oder doppelseitigen Schmerzattacken mit Übelkeit und Erbrechen, Licht- und Geräuschempfindlichkeit sowie Augenflimmern einhergehen. Bewegung kann die Symptome verschlimmern.
Leider sind die genauen Ursachen unbekannt, die Auslöser einer Migräne sind vielmehr so unterschiedlich, wie die Menschen, die darunter leiden – psychische Belastung kommt genauso in Frage wie ein bestimmter Zeitpunkt im Zyklus, das Wetter, ein bestimmtes Nahrungsmittel oder Schlafmangel. Sicher ist nur, dass Entspannungstechniken präventiv helfen, den Stresspegel im Alltag generell zu verringern und damit die Attacken zu minimieren. Und bei einer Migräneattacke kann Cupping Erleichterung bringen.

DER TCM-EXPERTE EMPFIEHLT

Pressing 1: Stecken Sie den Cup local auf den Zeigefinger und drücken Sie mit der Spitze des Cups in die leichte Vertiefung an der Augenbraueninnenseite (Blase 2). Wenn es Ihnen angenehm ist, beginnen Sie den Cup dabei sanft zu kreisen. (1)
Pressing 2: Setzen Sie den Cup local mit der Spitze in den Muskel zwischen Daumen und Zeigefinger (Dickdarm 4) mittig auf und machen Sie kreisende Bewegungen, bis der Schmerz nachlässt. Auch gut gegen Spannungskopfschmerzen. (2)

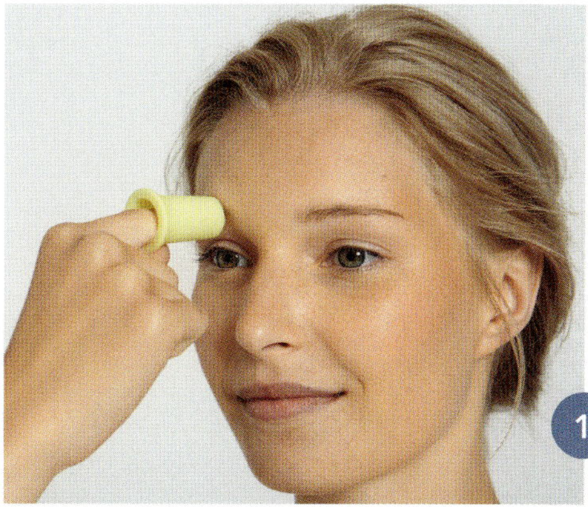
1

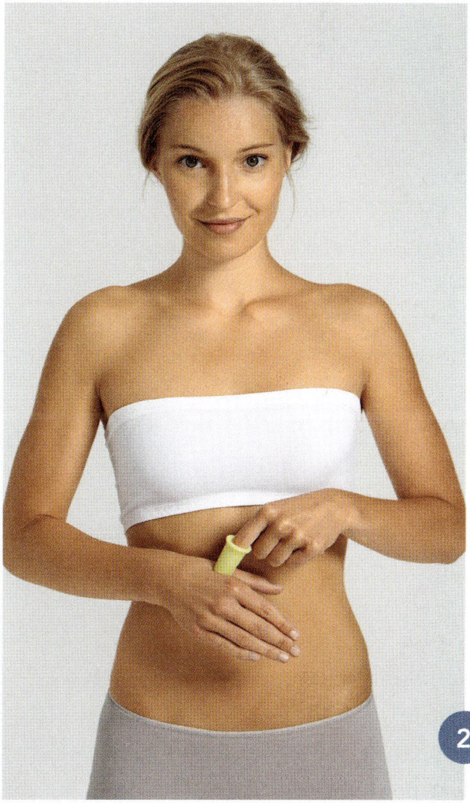
2

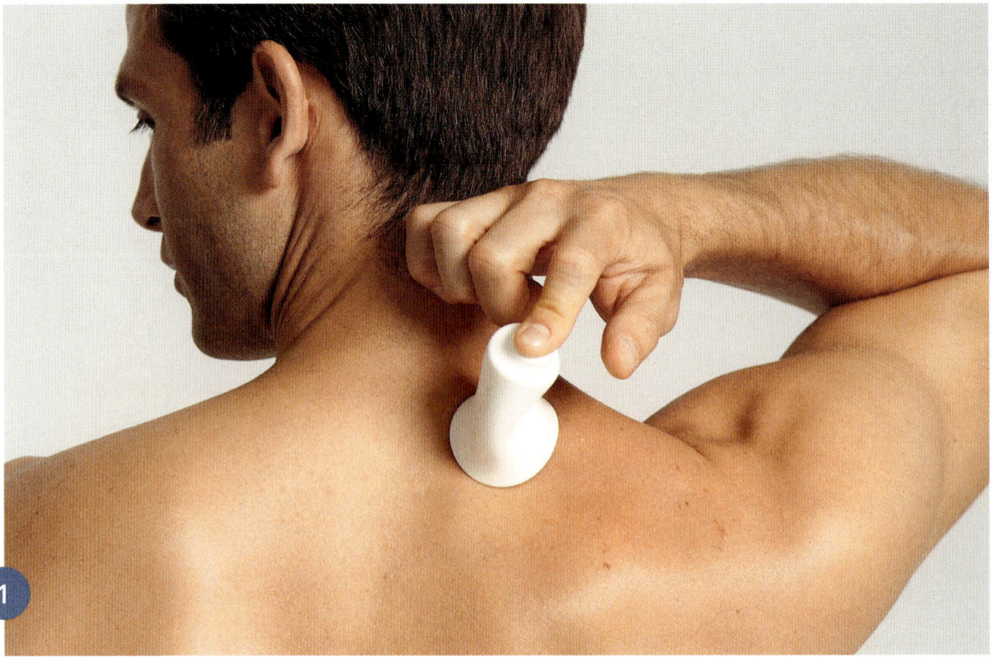

1

MAUSARM

Die Symptome des sogenannten Mausarms – Taubheit, Kribbeln, Missempfindungen und Schmerzen – rühren meist von einer chronischen Über- und/oder Fehlbelastung aller Strukturen im Arm und in der Schulter her. Die Krankheit entsteht durch wiederholte Belastung, etwa durch Computerarbeit, und häuft sich weltweit. In den USA ist sie unter der Bezeichnung »RSI« (Repetitive Strain Injury) sogar als Berufskrankheit anerkannt. Lassen Sie es gar nicht erst so weit kommen und unterstützen Sie Ihren Arm durch tägliches Cuppen bei der Regeneration.

CUPPING KANN HELFEN …

- verklebte Anteile im Fasziennetz zu lösen,
- die Durchblutung zu fördern,
- die Beweglichkeit wiederherzustellen,
- den Lymphfluss anzuregen.

Tipping: Setzen Sie den Cup allround neben dem siebten Halswirbel (dieser lässt sich besonders gut ertasten, weil er stärker hervorsteht als die anderen Halswirbel) und lassen Sie ihn sich ansaugen. Tippen Sie dann auf die Cupspitze und kippen Sie den Cup 10- bis 15-mal nach und nach in alle Richtungen, ohne dass sich der Peeling-Rand von der Haut löst. (1)

Sliding: Platzieren Sie den Cup allround am Halswirbel, lassen Sie ihn sich ansaugen und ziehen Sie ihn dann von dort über den Schulter-Nacken-Bereich bis zur Hand. Den Cup leicht versetzt wieder am Hals ansetzen und das Ganze in drei dicht nebeneinanderliegenden Bahnen wiederholen. Dann ziehen Sie den Cup von der Hand über die Innenseite des Oberarms bis zum Schultergelenk – wieder in drei engen Bahnen. Wiederholen Sie die komplette Serie 3-mal. (2 + 3)

Expanding: Strecken Sie den Arm aus, setzen Sie den Cup auf die Innenseite des Unterarms und lassen Sie ihn sich ansaugen. Ziehen Sie nun mit der anderen Hand die Maushand in eine abgeknickte Haltung, sodass eine Dehnung im Arm entsteht. Halten Sie diese für etwa 30 Sekunden. Drehen Sie dann den Arm um und positionieren Sie den Cup auf der Außenseite des Arms. Verändern Sie entsprechend auch die Dehnung (Arm knickt nun nach innen). (4 + 5)

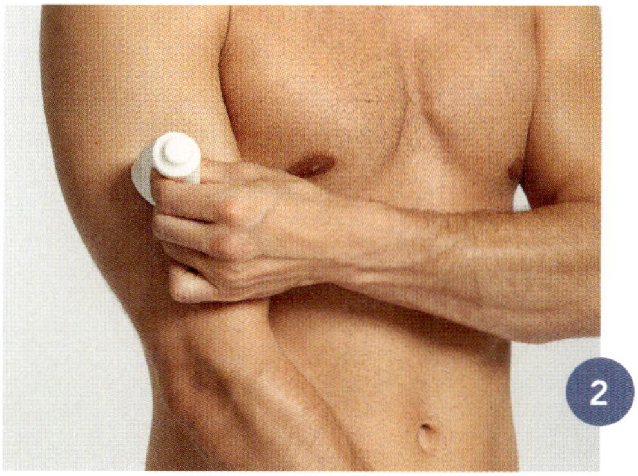

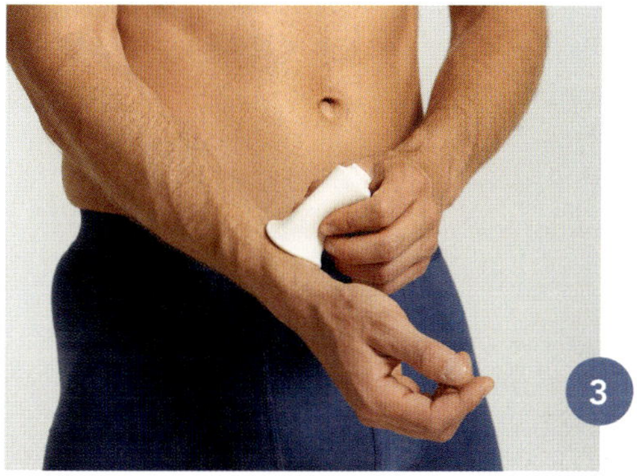

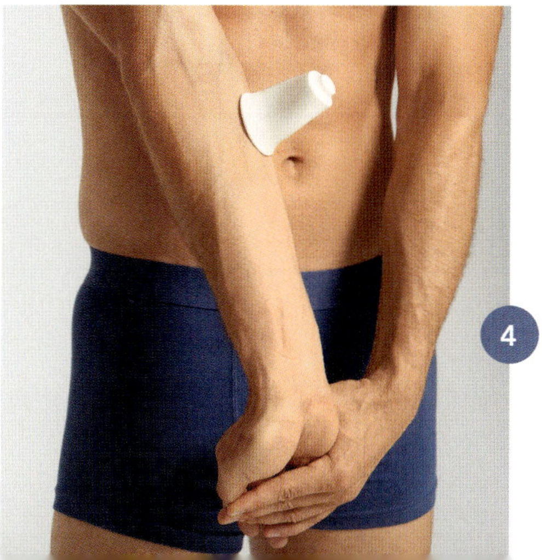

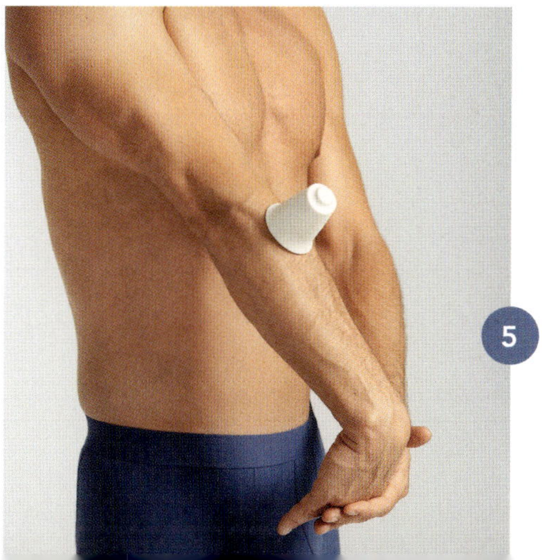

MUSKELKATER

Wenn man sich ungewöhnlich betätigt und zum Beispiel eine neue Sportart ausprobiert, viel geschleppt oder gerade renoviert hat, dann steht man manchmal morgens auf und hat an bestimmten Stellen oder am ganzen Körper Muskelkater. (Heutzutage weiß man, dass es sich um einen Faszienkater handelt, da sich in der Faszie zehnmal mehr Rezeptoren befinden als in der Muskelzelle.)
Am wichtigsten zur Behandlung ist moderate Bewegung. Dadurch kommt die Gewebsflüssigkeit wieder in Gang, die durch Verspannungen blockiert wurde – und die Schmerzen lassen nach.

CUPPING KANN HELFEN …

- akute Schmerzen aufgrund von Überlastung zu mildern,
- die Geschmeidigkeit der einzelnen Muskelfaszien zu verbessern,
- den Stoffwechsel zu unterstützen,
- die Durchblutung anzuregen.

Mobilizing: Setzen Sie den Cup allround auf die Stelle, wo sich der Muskelkater in Schmerz zeigt, und lassen Sie ihn sich dort ansaugen. Bewegen Sie dann das jeweilige Körperteil, das sich am nächsten zum Cup befindet, über die Gelenke (zum Beispiel den Cup auf die Oberschenkel setzen und dann Bewegungen im Kniegelenk machen). (1)
Pinching: Setzen Sie den Cup allround auf den schmerzenden Bereich, lassen Sie ihn sich ansaugen und ziehen ihn dann wieder vollständig ab. Wiederholen Sie das ein wenig versetzt. Gehen Sie 3-mal mit dieser Zupfmassage über das gesamten Areal, das Ihnen wehtut. (2)

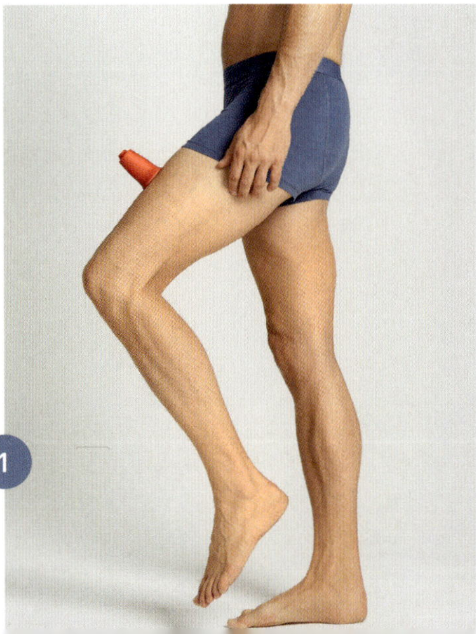

1

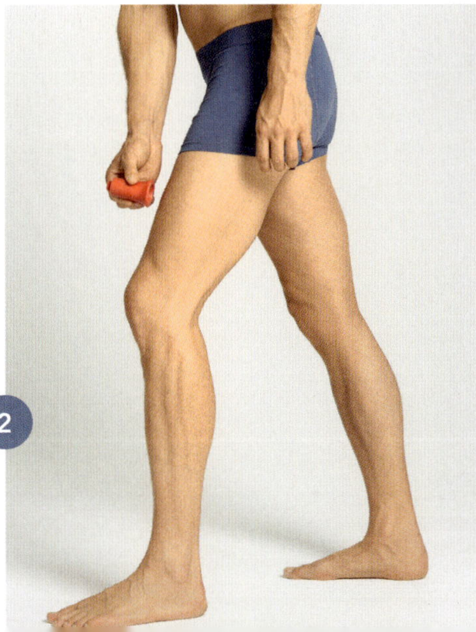

2

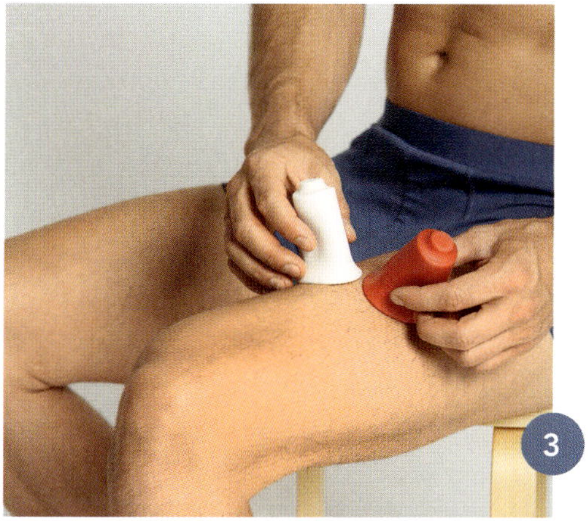

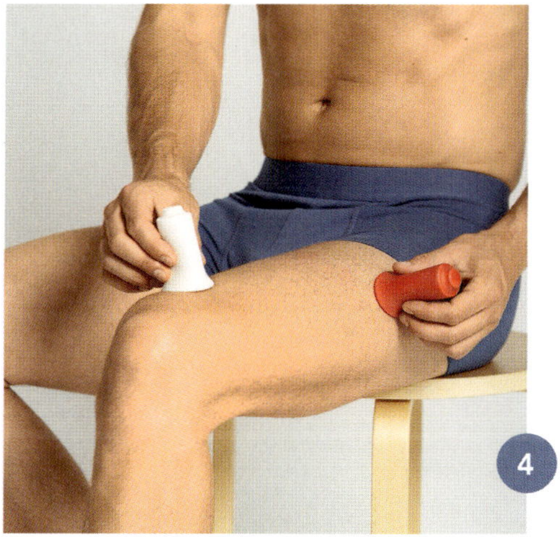

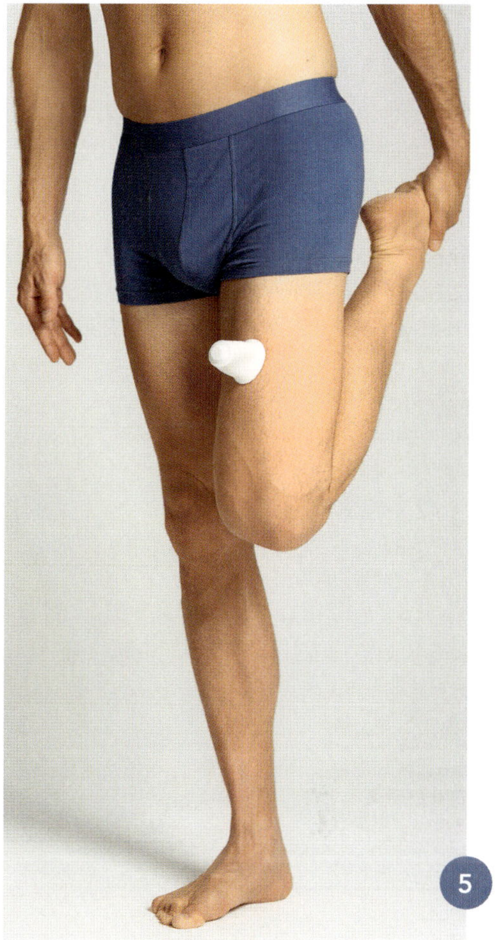

Stretching: Setzen Sie zwei Cups nahe nebeneinander auf diejenige Stelle, wo sich der Muskelkater in Schmerz zeigt, lassen Sie sich beide ansaugen und ziehen Sie sie dann ungefähr 10-mal sternförmig voneinander weg. (3 + 4)

Expanding: Gehen Sie mit dem betroffenen Muskelstrang in eine Dehnung. Setzen Sie den Cup dann an eine schmerzende Stelle und lassen Sie ihn dort für etwa 30 Sekunden stehen. Alternativ setzen Sie erst den Cup auf und kommen dann in die Dehnposition. (5)

MUSKELVERHÄRTUNGEN UND -VERSPANNUNGEN

Durch Über-, aber auch Unterlastung kommt es manchmal zu Muskelverhärtungen oder Muskelverspannungen. Dabei ziehen sich die Fasern des Gewebes so dicht zusammen, dass ein Nerv eingeklemmt wird, sich das Bewegungsausmaß einschränkt oder sich Bewegungen nicht mehr flüssig ausführen lassen.

CUPPING KANN HELFEN ...

- punktuelle Verklebungen zu lösen,
- die Gleitfähigkeit der einzelnen Muskelanteile zueinander zu verbessern,
- Bewegungen auf die umliegenden Muskeln optimaler zu verteilen.

Pressing: Stecken Sie den Cup local in den Cup allround, stülpen Sie beide über den Zeigefinger und drücken Sie damit fest in die Mitte der verhärteten Stelle. Halten Sie den Druck, bis Ihr Gewebe nachgibt. Dabei atmen Sie tief ein und aus. Anschließend massieren Sie die Partie noch mit der Cupspitze. (1)

Tipping: Setzen Sie den Cup direkt neben die verhärtete Stelle, lassen Sie ihn sich ansaugen und kippen Sie ihn dann mit dem Zeigefinger etwa 30 Sekunden vor und zurück, nach rechts und links, ohne dass sich der Peeling-Rand von der Haut löst. Versetzen Sie dann den Cup immer wieder rund um die verhärtete Stelle und wiederholen Sie die Anwendung so mehrere Male. (2)

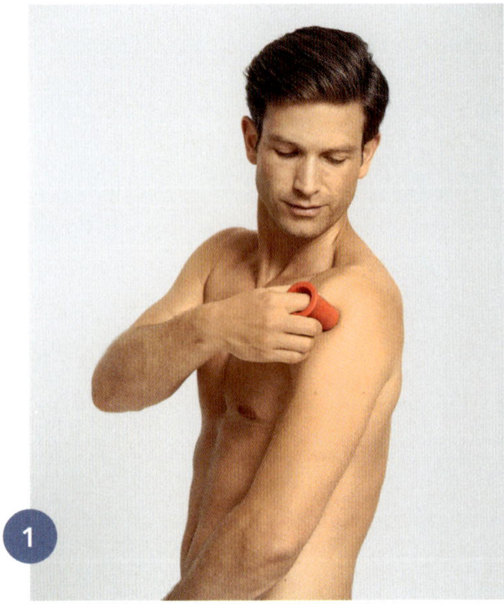

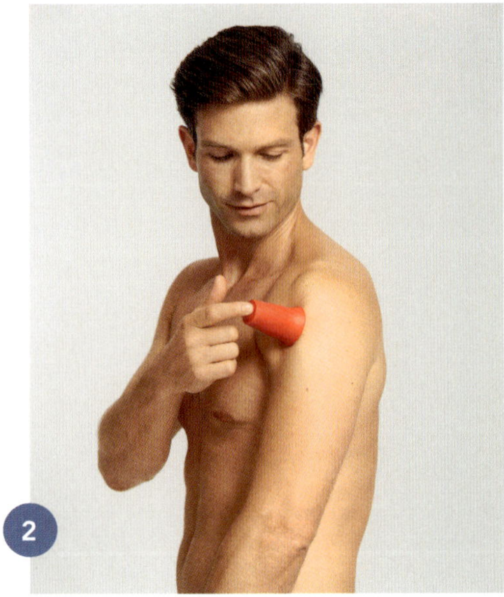

Spinning: Platzieren Sie den Cup auf dem verhärteten Muskelbauch (das ist die Stelle, an der sich der Muskelkater in Schmerz zeigt) und drehen Sie ihn, wenn er sich angesaugt hat, sanft hin und her. Durch dieses »Verwringen« lockern Sie das Gewebe. Wiederholen Sie das Ganze über den gesamten verhärteten Bereich hinweg. (3)

Stretching: Setzen Sie den größeren Cup auf den verhärteten Bereich und lassen Sie ihn sich ansaugen. Platzieren Sie dann den kleineren Cup dicht daneben. Ziehen Sie nun den kleineren Cup für etwa 2 bis 3 Minuten immer wieder sternförmig vom anderen weg und bearbeiten Sie auf diese Weise das betroffene Areal. (4 + 5)

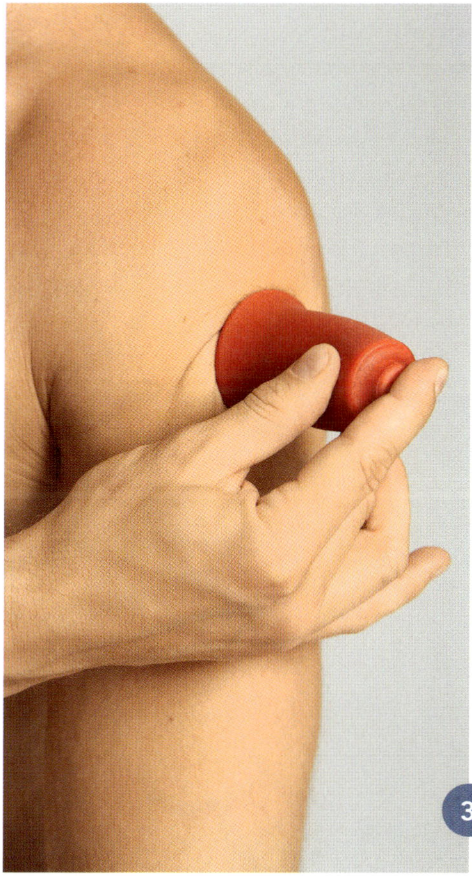

3

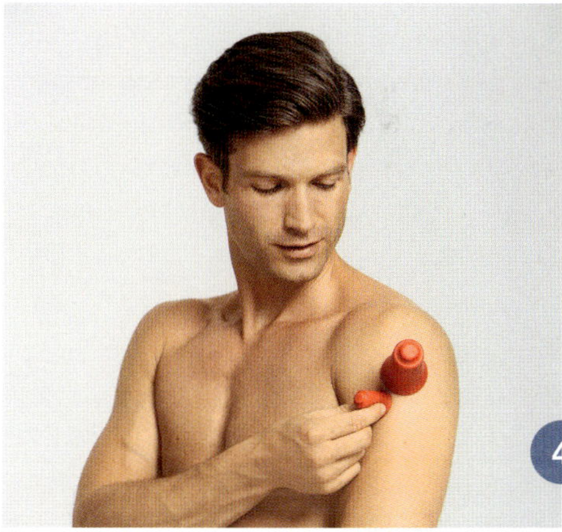

4

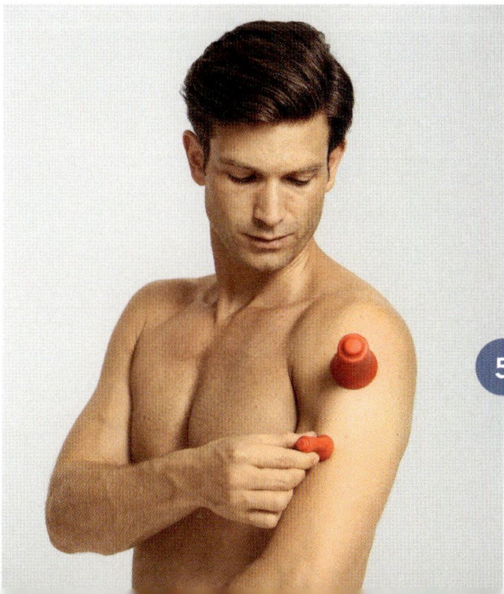

5

NARBEN

Narbengewebe bildet sich, wenn getrennte Geweberänder geschlossen werden müssen. An dieser Verbindungsstelle kann es nachhaltig zu Störungen im Nährstofffluss und Flüssigkeitsaustausch kommen. Die weiteren Symptome durch aktive Reparaturmechanismen reichen von Wulstbildungen bis zu Bewegungseinschränkungen.
Derartige Funktionseinschränkungen können sich natürlich nachteilig auf die Elastizität und Geschmeidigkeit im lokalen Gewebe sowie im Folgenden auf die gesamte Körperhaltung auswirken. Die gute Nachricht: Die Narbenbildung lässt sich durch eine effektive und gezielte Behandlung mit Cups überaus positiv beeinflussen, sodass mit der Zeit wieder eine nahezu normale Funktion des Gewebes hergestellt werden kann.

WICHTIG

Wenn Sie Cuppen wollen, muss die Narbe vollständig geschlossen, sauber, trocken und frei von Schorf sein. Im Zweifel sprechen Sie mit einem Fachtherapeuten, bevor Sie die Cups anwenden.

CUPPING KANN HELFEN …

- die Faszienschichten neu zu »ordnen«,
- Verklebungen zu lösen,
- Narben zu »glätten«,
- geschmeidige Beweglichkeit im Bereich der Narbe und im umliegenden Gewebe wiederherzustellen.

Tipping/Circling: Setzen Sie je nach Narbengröße den Faszien-Cup local oder allround auf die Narbe und lassen Sie ihn sich ansaugen. Verändern Sie nun 30 Sekunden lang den Winkel des angesaugten Cups in alle Richtungen, indem Sie ihn leicht mit dem Zeigefinger kippen. Danach kippen Sie ihn kreisend erst links, dann rechts herum – jeweils für 30 Sekunden. (1)

Spinning: Drehen Sie den angesaugten Cup auf der Narbe je 5- bis 10-mal nach links und rechts. Damit »verwringt« die Oberfläche, und es wird ein starker Reiz bis in alle unteren Gewebeschichten gesetzt. (2)

1
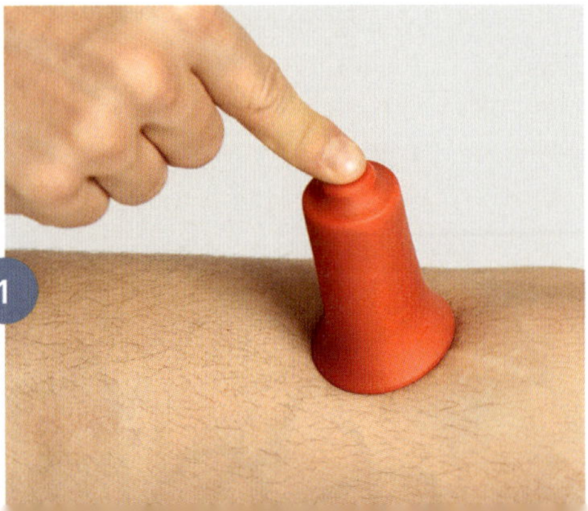

2
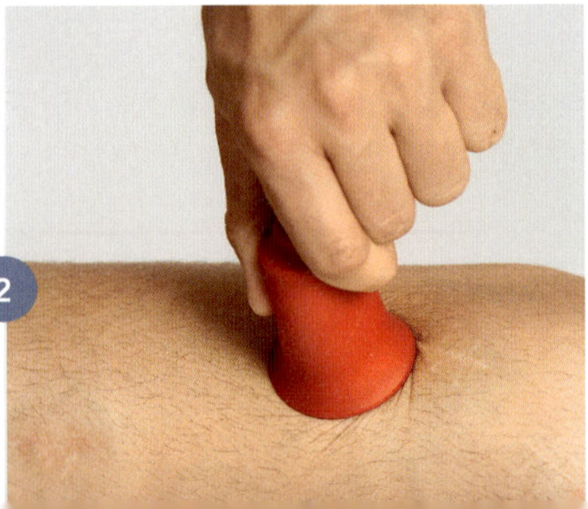

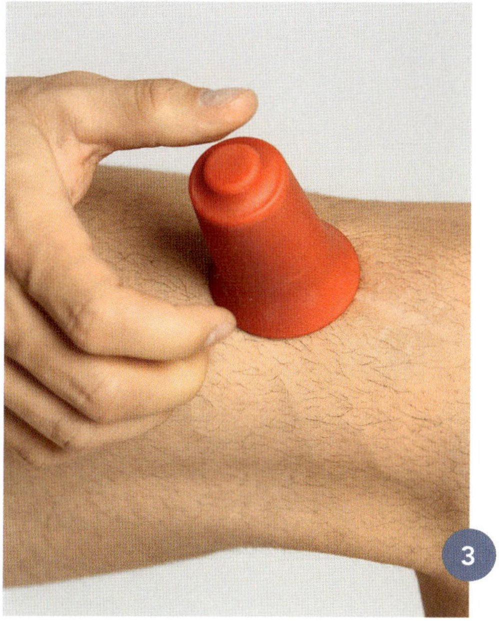

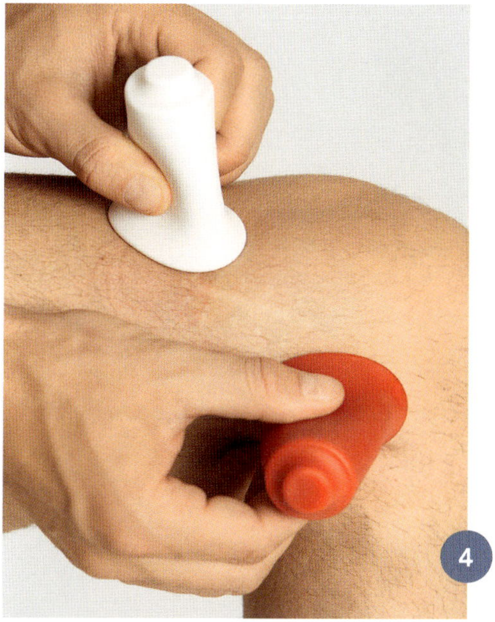

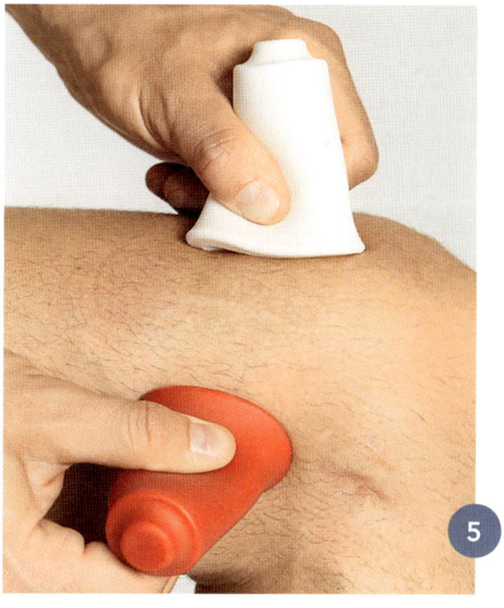

Pumping: Lockern Sie das Gewebe, indem Sie mit dem angesaugten Cup pumpen, ihn also 5- bis 10-mal etwas anheben und wieder absenken, ohne dass sich der Peeling-Rand von der Haut löst. Wiederholen Sie dies entlang der Narbe. (3)

Stretching: Setzen Sie zwei Faszien-Cups nah beieinander auf die Narbe und lassen Sie sie sich ansaugen. Ziehen Sie beide Cups für etwa 30 Sekunden erst parallel entlang der Narbe und dann jeweils von einander weg zur Seite. Zusätzlich können Sie dabei eine Narbencreme oder -salbe einarbeiten. (4 + 5)

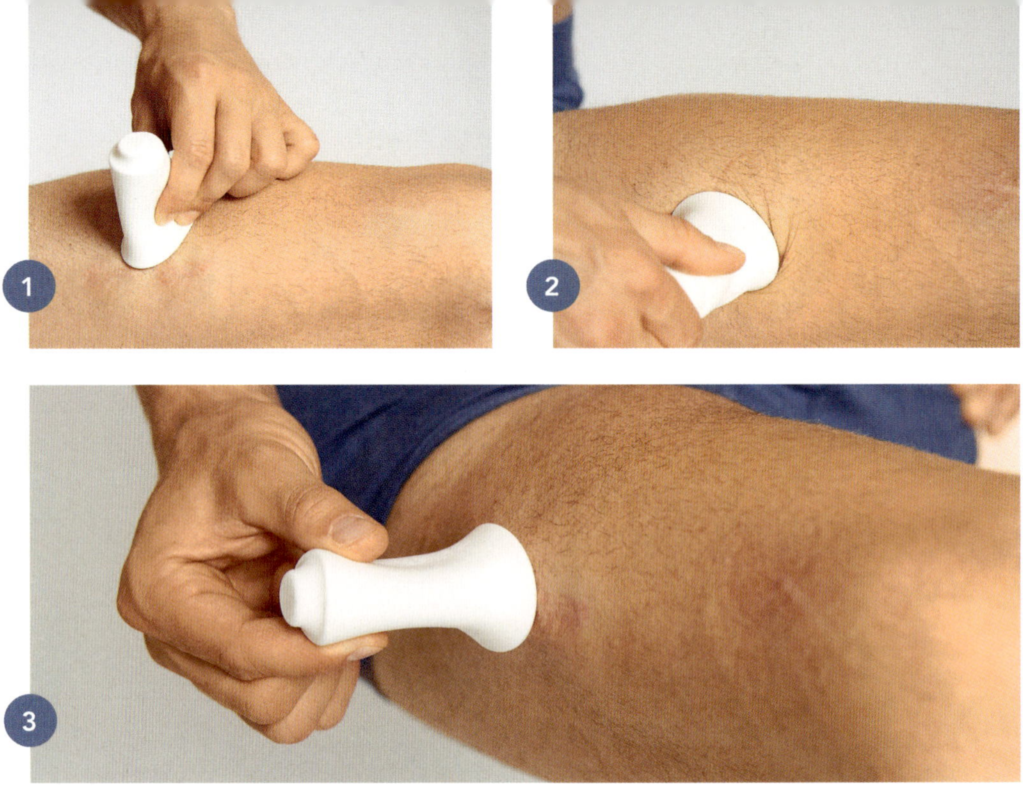

Geschlossene frische Narbe

Sliding: Setzen Sie den Cup direkt neben der Narbe auf und ziehen Sie ihn für etwa 30 Sekunden in Zickzackbewegungen über die Narbe. Erst vorsichtig und dann kräftiger. (1)

Spinning: Setzen Sie den Cup direkt auf die Narbe auf und drehen Sie ihn zunächst sanft auf der Stelle. Nehmen Sie den Cup ab und setzen Sie ihn unmittelbar neben der vorherigen Stelle wieder auf. Wiederholen Sie die Behandlung. Auf diese Weise die ganze Narbe bearbeiten. (2)

Pumping: Setzen Sie den Cup zur Hälfte direkt auf die Narbe, zur anderen Hälfte daneben. Ziehen Sie vorsichtig an ihm, sodass sich die Oberfläche etwas abhebt, und lassen Sie ihn wieder los. Wiederholen Sie das mehrfach hintereinander. (3)

Vor- und Nachsorge bei Operationen

Sowohl vor als auch nach einer Operation macht es Sinn, das Gewebe geschmeidig zu machen. Natürlich ist es optimal, wenn Sie bereits vor einer OP die Möglichkeit haben, das Gewebe zu behandeln. Denn je gleitfähiger das Gewebe ist, desto besser ist die Wundheilung. Nach der Operation verringern sich Bewegungseinschränkungen durch die zeitnahe Nachbereitung der Narben mit Cupping deutlich. Aber auch nach Jahren kann eine solche Behandlung noch erhebliche Verbesserungen erzielen.

CUPPING KANN HELFEN …

- Bewegungseinschränkungen zu verringern oder zu vermeiden,
- die Wundheilung zu verbessern,
- die Narben blasser und weicher zu machen.

VOR DER OPERATION

Sliding 1: Cuppen Sie das Operationsgebiet großflächig bis drei Tage vor dem Eingriff, indem Sie den Cup allround ungefähr dort platzieren, wo der Schnitt oder bei minimal invasiven Eingriffen der Operationskanal geplant ist. Ziehen Sie den Cup in alle Richtungen je 3-mal von diesem Punkt weg.

DIREKT NACH DER OPERATION

Sliding 1: Sobald die frische Narbe ganz geschlossen ist, ziehen Sie mehrere Minuten täglich in kleinen Kreisen weiträumig und mit wenig Sogkraft sowie sehr sanft um sie herum. Hierzu eignet sich vor allem der kleinere Cup local. (1)

Sliding 2: Setzen Sie den Cup local mindestens 5 Zentimeter von der Narbe entfernt auf der Haut auf und ziehen Sie ihn dann zur Narbe hin. Versetzen Sie den Cup 10- bis 15-mal so um die Narbe, dass sie sternförmig behandelt wird. (2)

Pumping: Setzen Sie den Cup local im Operationsgebiet mit ganz leichtem Vakuum auf, heben Sie ihn sanft an und lassen ihn wieder an den Ausgangsort zurücksinken. Versetzen Sie den Cup ein wenig und wiederholen Sie diese Technik auf dem gesamten Operationsgebiet. (3)

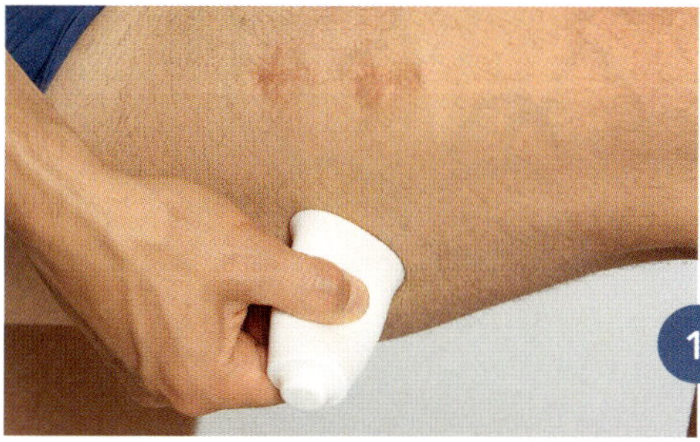

1

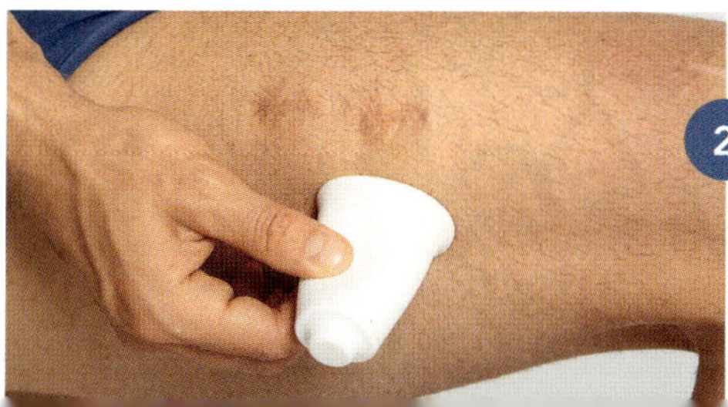

2

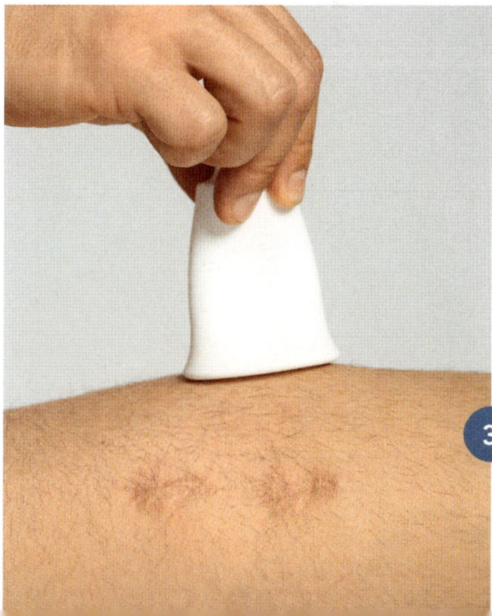

3

RÜCKENPROBLEME

Unser Naturzustand ist Bewegung, egal in welcher Art. Deshalb stellen sich unsere Muskeln und unser Fasziennetz auf viele verschiedene Belastungen optimal ein. Für das aufrechte Stehen etwa sind abwechselnde Zug- und Spannungskräfte verantwortlich, die durch die Verbindung von Muskeln, Sehnen, Bändern und Knochen entstehen. Muskeltätigkeit initiiert Bewegung.

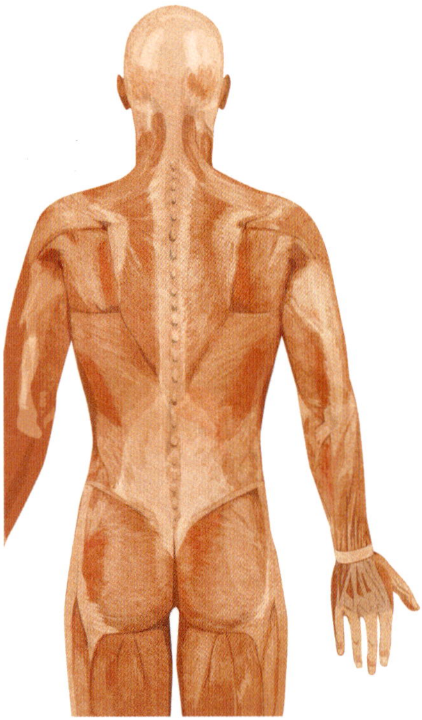

Die Rückenfaszie ist die größte Faszie im Körper. Verliert sie an Elastizität, verspannt auch die Muskulatur.

Um die Muskulatur stark und elastisch zu halten, sind ein vielseitiges Bewegungsspektrum, eine abwechslungsreiche Anforderung und ausreichende Erholungsphasen nötig. Bestehen dagegen über einen längeren Zeitraum Ausgleichs- oder Schonhaltungen, zum Beispiel weil wir viel am Computer sitzen, speichert der Organismus diese relativ rasch als neue Bewegungs- und Haltungsmuster ab. Das kann zu dauerhaften Schmerzen führen, die sich besonders häufig im Rücken bemerkbar machen.

Unterer Rücken, Lendenwirbelsäulenbereich (LWS)

Die große Rückenfaszie spielt eine entscheidende Rolle bei der aufrechten Körperhaltung. Durch einseitige Belastung oder mangelnde Bewegung kann sie verkleben und dadurch Schmerzen im ganze Körper verursachen. Eine Reizung der die Rückenmuskeln versorgenden Nerven tritt zusätzlich durch hart verspannte Lenden- und Gesäßmuskeln auf. Jahrelange Fehlhaltungen, zum Beispiel durch zu vieles Sitzen kombiniert mit nicht belastbaren Strukturen beim Bücken, Tragen oder Aufheben, führen zu Überforderungen, die sich in brennenden, ziehenden oder drückenden Schmerzen im unteren Rücken bemerkbar machen können.

CUPPING KANN HELFEN …

- die Durchblutung im Rücken zu fördern,
- die Rückenfaszie zu lösen,

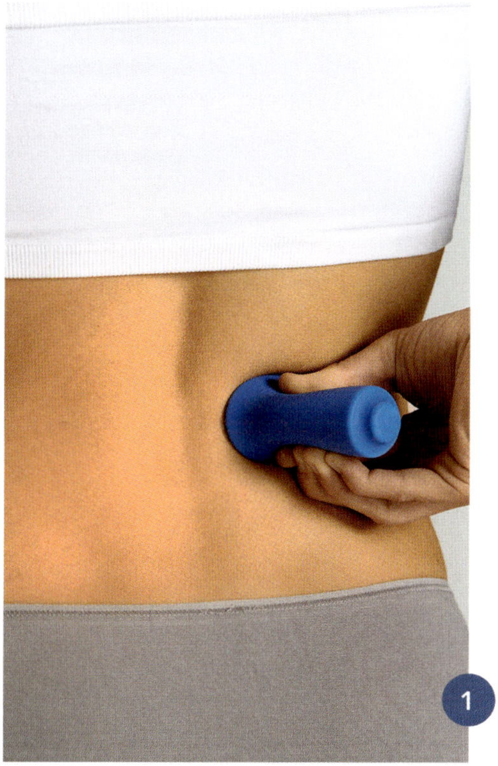

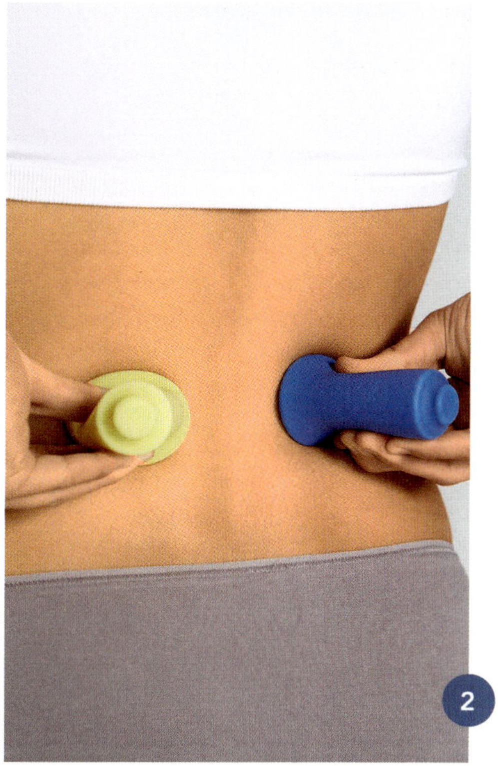

- die allgemeine Beweglichkeit zu erleichtern,
- Blockaden des Iliosakralgelenks zu lösen,
- Schmerzen, Ziehen und Taubheitsgefühle in den Beinen zu lindern.

Sliding: Stellen oder setzen Sie sich aufrecht hin. Setzen Sie den Cup allround dicht neben der Wirbelsäule so weit oben wie möglich am Rücken an und ziehen Sie ihn von dort nach außen. Bitten Sie eventuell eine andere Person um Hilfe. Wiederholen Sie die Bewegung mehrfach und versetzen Sie den Cup dabei jeweils um etwa 1 Zentimeter nach unten. Danach die Seite wechseln. Es sollte ein Wärmegefühl im Rücken entstehen. Bei akuten Schmerzen täglich 3-mal wiederholen, bei chronischen Schmerzen 1-mal täglich, bis Besserung eingetreten ist. (1)

Stretching: Nach der Behandlung mit einem Cup nehmen Sie einen zweiten dazu und führen die Anwendung damit zeitgleich nach links und rechts aus. (2)

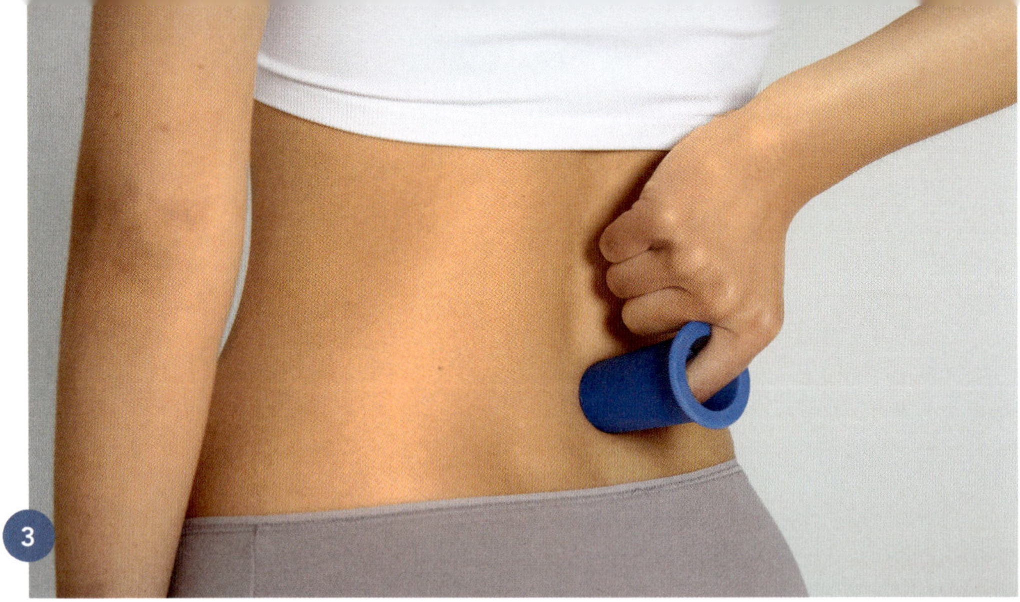

Tapping: Stecken Sie den Cup local in den Cup allround und greifen Sie die Cups mit der Hand oder stecken Sie sie auf Ihren Zeigefinger. Klopfen Sie nun mit der Cup-Spitze 2-mal täglich für jeweils 2 Minuten auf dem unteren Rücken entlang, insbesondere über das Kreuzbein. Lassen Sie sich gegebenenfalls von Ihrem Partner/Ihrer Partnerin oder einem Freund/einer Freundin helfen. (3)

DER TCM-EXPERTE EMPFIEHLT

Die Behandlung der Sakralwirbellöcher kann Schmerzen im unteren Rücken und Ziehen in den Beinen lindern. Die jeweils vier Punkte auf beiden Seiten des Kreuzbeins können dazu deutlich ertastet werden. Genauso lassen sich auch Missempfindungen und Blockaden des Iliosakralgelenks über diese vier Punkte behandeln.

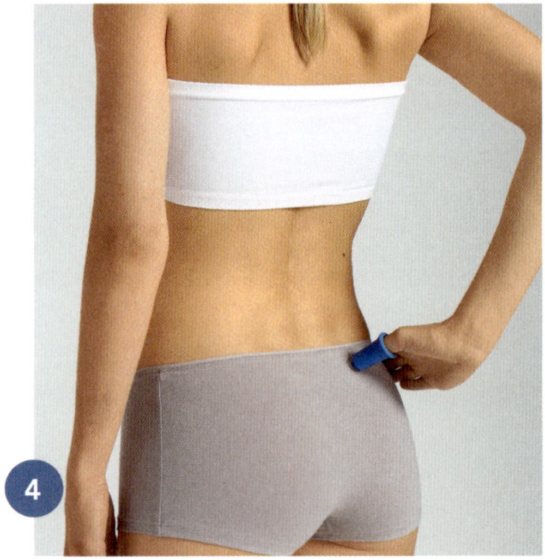

Pressing: Setzen Sie den Cup local auf den Daumen und drücken Sie mit der Cup-Spitze kreisend die sogenannten acht Kellerlöcher (Blasenmeridianpunkte 31 bis 34). (4)

Oberer Rücken, Brustwirbelsäulenbereich (BWS)

Die faszialen Strukturen zwischen den Schulterblättern weisen sehr oft zu viel Spannung auf, was durch eine einseitige Körperhaltung und mangelnde Bewegung der Schulterpartie und der Brustwirbelsäule noch verstärkt werden kann. Blockierte Wirbelkörper sind immer wieder Auslöser für Kribbeln, Taubheitsgefühle und Schmerzen in den Armen und Händen, aber auch von Kopfschmerzen. Genauso kann durch sie die Atmung beeinträchtigt werden, was wiederum Auswirkung auf die Sauerstoffversorgung und Kohlendioxidentsorgung – und damit auf die Entsäuerung des gesamten Körpers – hat.

CUPPING KANN HELFEN …

- die überlastete Schulter-Nacken-Region zu entspannen,
- Spannungen vom Brustkorb zu nehmen,
- die Atmung zu verbessern,
- die Körperhaltung zu optimieren.

Placing: Setzen Sie den Cup allround nacheinander auf verschiedene schmerzhafte Punkte entlang der Brustwirbelsäule und belassen Sie ihn dort angesaugt für jeweils 2 bis 3 Minuten. Atmen Sie in dieser Zeit schön gleichmäßig ein und aus.

Mobilizing: Lassen Sie den Cup noch angesaugt und bewegen Sie sanft Ihre Schulter. Heben / senken / kreisen Sie sie – je nachdem, was Ihnen guttut. (1 + 2)

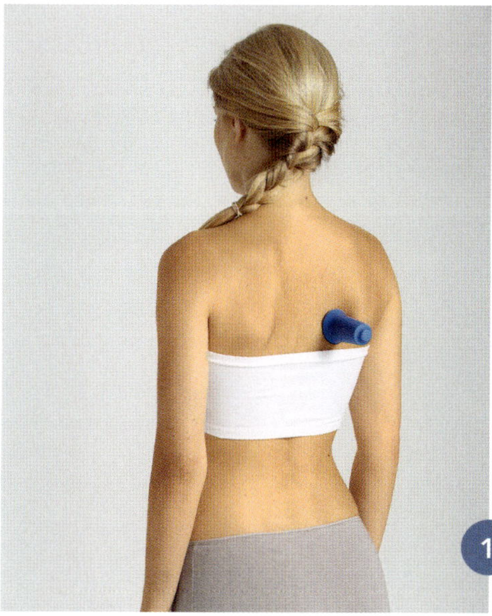

1

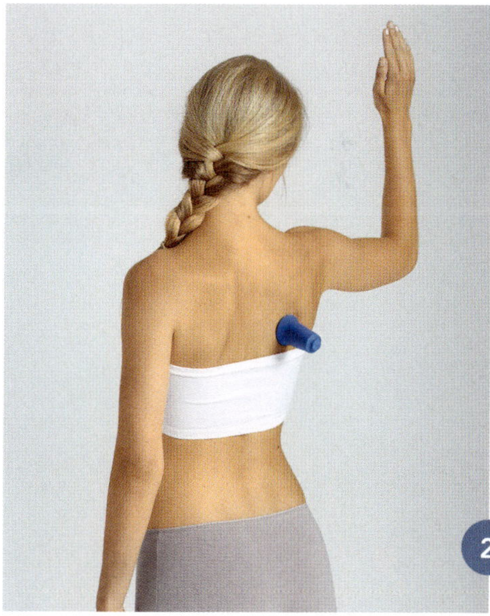

2

Sliding 1: Setzen Sie den Cup allround unterhalb des Schlüsselbeins am Brustbein auf und ziehen Sie ihn angesaugt nach außen. Wiederholen Sie das mehrmals, wobei Sie den Cup jedes Mal etwa 1 Zentimeter tiefer ansetzen, bis Sie das Brustgewebe erreicht haben. Wechseln Sie dann die Seite. (3 + 4)

Stretching: Nach der Behandlung mit einem Cup nehmen Sie den zweiten Cup hinzu und führen die Anwendung an beiden Schlüsselbeinen zeitgleich aus. (5)

Expanding: Platzieren Sie nun den Cup mittig zwischen Schulter und Dekolleté. Nehmen Sie eine Dehnhaltung ein, indem Sie die

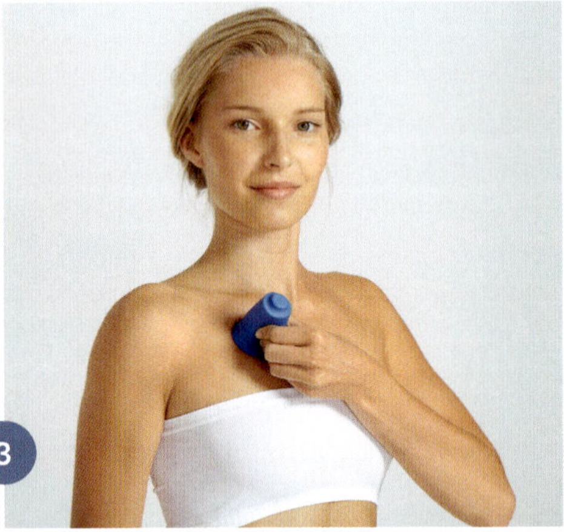

3

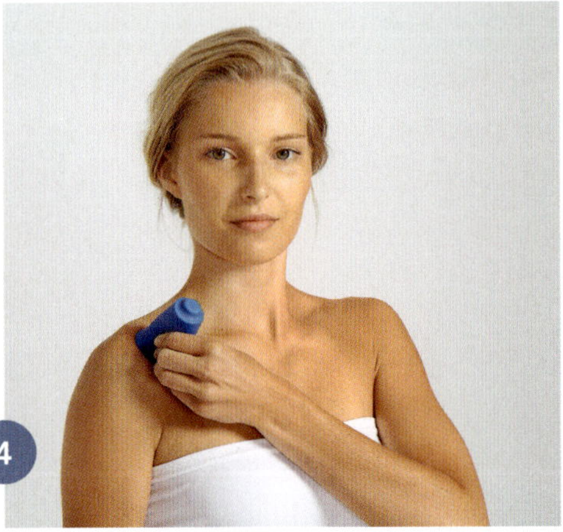

4

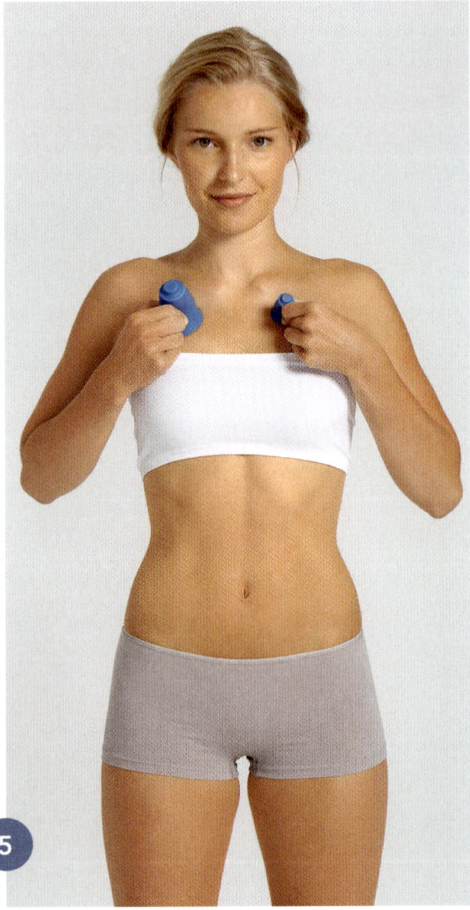

5

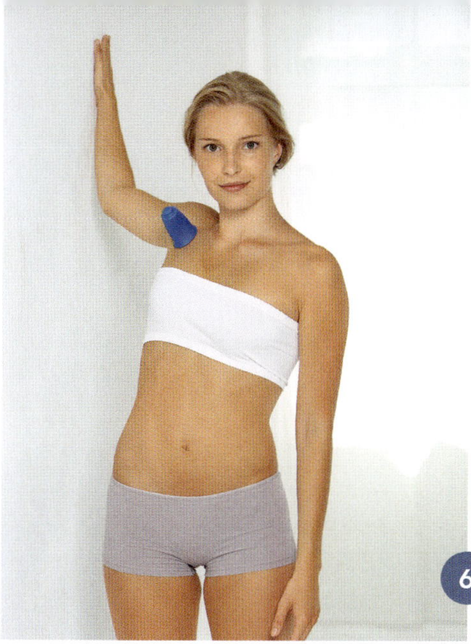

6

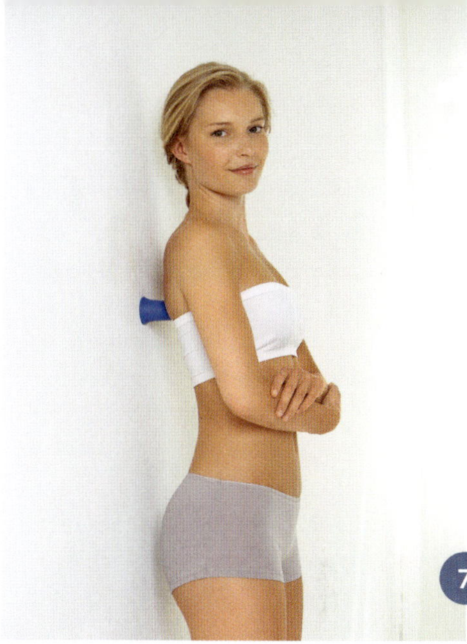

7

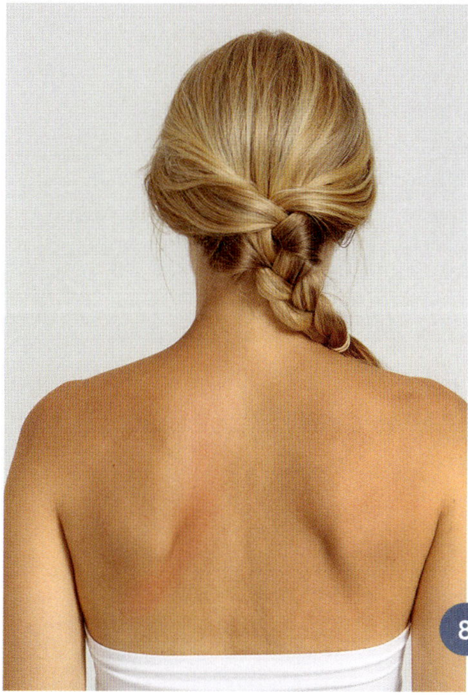

8

Hand auf der Seite erhöht an eine Wand auflegen und den Körper nach vorn lehnen. Verweilen Sie so für 1 bis 2 Minuten. Dabei atmen Sie gleichmäßig und fließend. (6)

Pressing: Geben Sie mit der Cup-Spitze Druck ins Gewebe, bis der Schmerz nachlässt. Lassen Sie sich dabei von einer anderen Person helfen, oder positionieren Sie den Cup zwischen einer Wand und Ihrem Rücken und lehnen Sie sich mit etwas Druck etwa 30 Sekunden gegen die Cup-Spitze. Um den Cup stabiler zu machen, stecken Sie den Cup local in den Cup allround. (7)

Sliding 2: Lassen Sie den Cup von einer anderen Person seitlich der Wirbelsäule aufsetzen und angesaugt im Bogen um das Schulterblatt ziehen. Wiederholen Sie das 5- bis 10-mal und wechseln Sie dann die Seite. (8)

Schulter-Nacken-Syndrom, Halswirbelsäulenbereich (HWS)

Bei Gefahr die Schultern hochzuziehen und den Nacken anzuspannen, schützt die extrem verletzliche Halsschlagader und die Luftröhre. Früher war das in der Tat lebensnotwendig. Auch heute noch erleben wir Situationen, in denen wir uns bedroht fühlen, wenn auch auf andere Art. Auch sie lösen alte Überlebensreaktionen aus.

Die Nackenmuskulatur ist heute meist durch eine einseitige, oft statische Körper- und/oder Kopfhaltung verkürzt und angespannt, was wiederum die Durchblutung des Gewebes hemmt. Stressige Phasen und eine ungünstige Arbeitshaltung verschlimmern die Symptome, genauso wie mangelnde Bewegung Verspannungen und Schmerzen verstärkt. So kommt es häufig zu einer Schonhaltung, die sich auf den gesamten Körper auswirken kann. Weitere Symptome wie Schwindel, Ohrgeräusche und Kopfschmerzen können die Folge sein.

CUPPING KANN HELFEN …

- mehr Raum im Gewebe zu schaffen,
- die Halswirbelsäule beweglich zu halten,
- Kopfschmerzen und Schulter-Nacken-Verspannungen zu lindern,
- die Beweglichkeit der Halswirbelsäule zu optimieren,
- die Körperhaltung zu verbessern.

Sliding: Setzen Sie den Cup local oder allround im Nacken am Haaransatz auf (dabei den Hals gerade halten), lassen Sie ihn sich ansaugen und ziehen Sie ihn dann rechts und links entlang der Wirbelsäule in mehreren Bahnen nach unten. Gegebenenfalls ist hier ein wenig Öl oder Körperlotion erforderlich. (1)

Placing: Lassen Sie den Cup an besonders schmerzhaften Stellen 2 bis 3 Minuten angesaugt.

Mobilizing: Lassen Sie den Cup angesaugt und neigen Sie den Kopf sanft zur Seite, nach vorn und zurück – je nachdem, was eine Besserung hervorruft. (2)

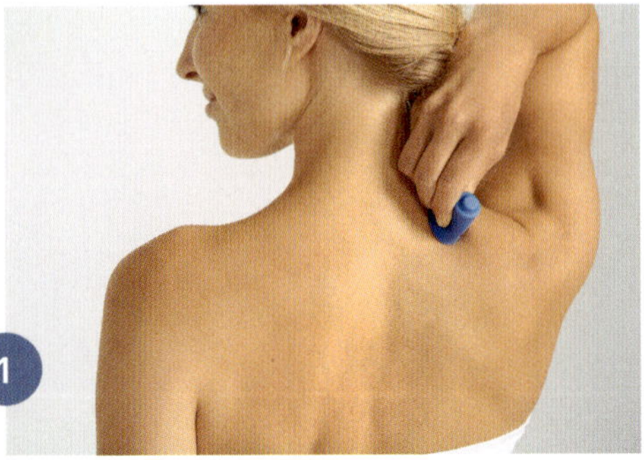
1

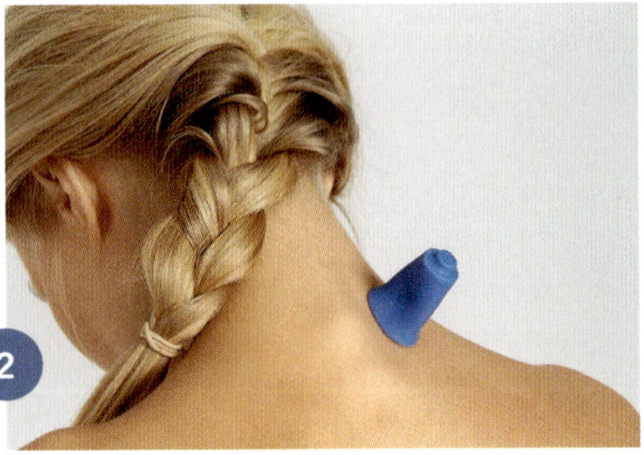
2

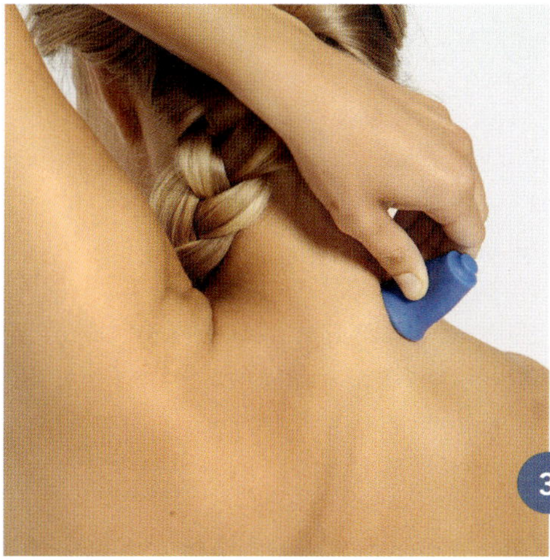

3

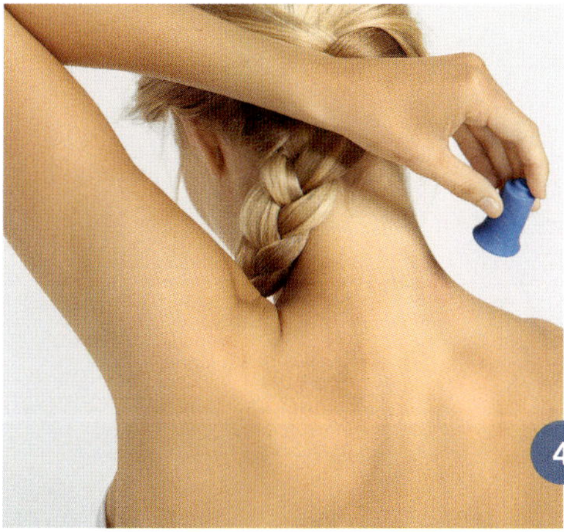

4

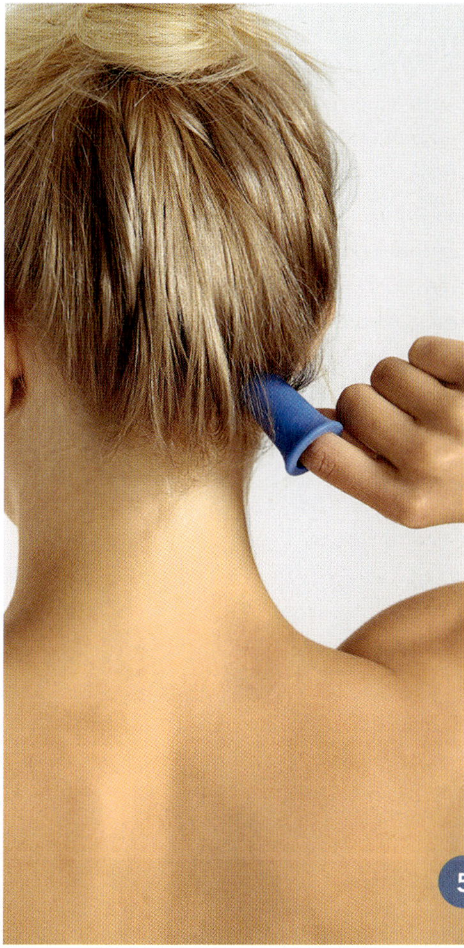

5

Pinching: Lassen Sie den Cup local sich auf einer Stelle im Nacken-Schulter-Bereich kurz ansaugen und ziehen Sie ihn dann gleich wieder ab. Wiederholen Sie diese »Zupfmassage« über das gesamte Areal. (3 + 4)

DER TCM-EXPERTE EMPFIEHLT

Pressing: Drücken Sie kreisend mit der Spitze des Cup local oder allround auf den Übergangsbereich von Hals zu Kopf (Punkte Blase 9 und Gallenblase 20). (5)

SEHNENSCHEIDENENT-ZÜNDUNG AM HANDGELENK

Ob am Schreibtisch oder bei körperlicher Tätigkeit: Immer sind die Hände und Unterarme gefordert – und oft überfordert. Dies führt bisweilen zu Verklebungen, Verspannungen und schmerzhaften Bewegungseinschränkungen in der faszialen Struktur rund um das Handgelenk. Zunächst entstehen Schmerzen aufgrund der Überlastung, im Folgenden entzündet sich dann die Sehnenscheide, in der die Sehne verläuft, und schwillt an. Dadurch entsteht noch mehr Reibung, es wird noch mehr Wärme erzeugt, und die Symptome verschlimmern sich. Nach einiger Zeit beginnen die Schmerzen schließlich, in die Hände, die Arme und die Schultern auszustrahlen – ein Teufelskreis entsteht.

CUPPING KANN HELFEN …

- die Sehnenscheiden zu entlasten,
- die Beweglichkeit der Hand zu fördern,
- die beanspruchte Muskulatur wieder zu regenerieren.

Sliding: Halten Sie den Arm locker und setzen Sie den Cup local dicht am Handgelenk auf die Innenseite des Unterarms. Ziehen Sie nun den angesaugten Cup zur Armbeuge. In mehreren Bahnen umrunden Sie auf diese Weise den Unterarm. (1 + 2)

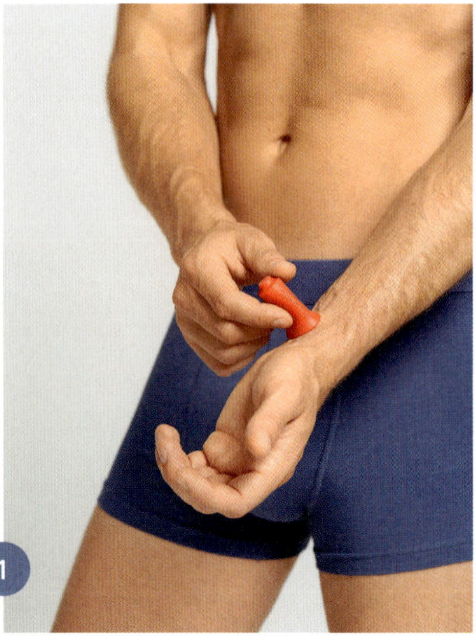
1

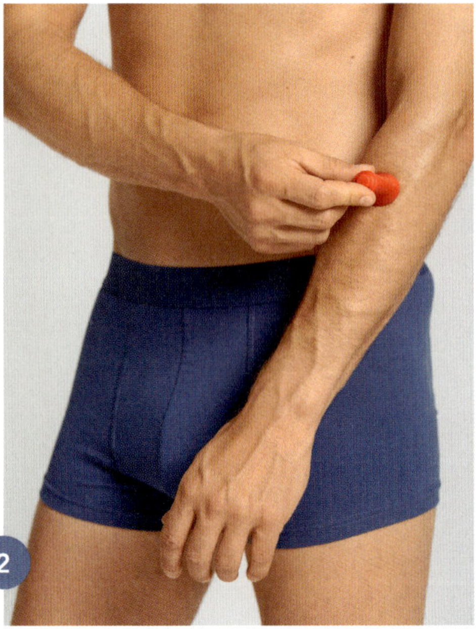
2

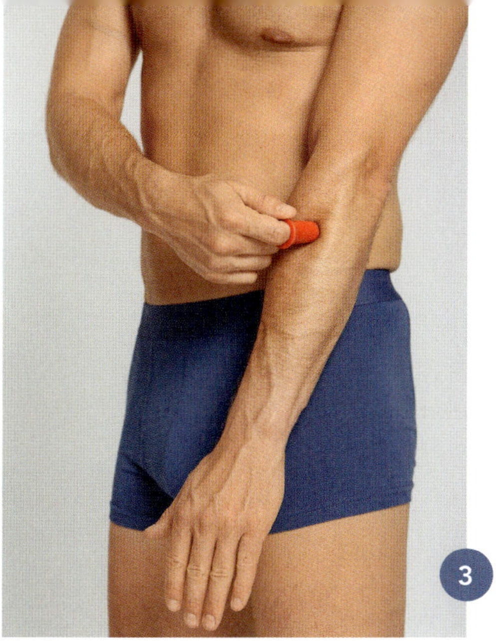

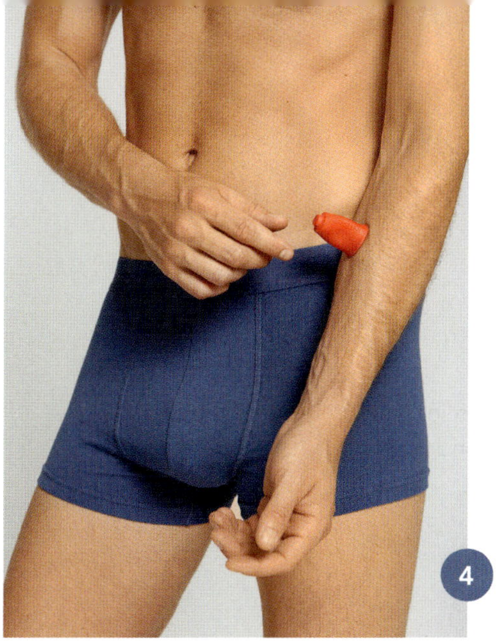

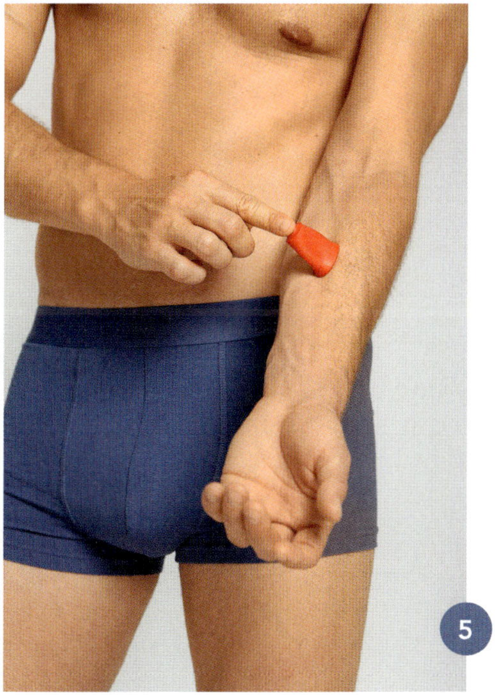

Pressing: Dieselbe Ausgangsposition wie beim Sliding; dieses Mal drehen Sie den Cup local jedoch um, dann führen Sie die gleiche Behandlung mit der Cup-Spitze aus. Geben Sie dabei mit dem Cup Druck ins Gewebe und gleiten Sie langsam voran. Sollte die Haut sehr trocken sein, ist gegebenenfalls etwas Körperlotion hilfreich. (3)

Placing: Finden Sie beim Sliding und Pressing Punkte, die besonders schmerzhaft sind, belassen Sie den Cup dort für einige Zeit, bis der Schmerz weniger wird. (4)

Tipping/Circling: Verändern Sie dann für etwa 30 Sekunden den Winkel des angesaugten Cups in alle Richtungen, indem Sie ihn leicht mit dem Zeigefinger kippen. Danach kippen Sie ihn für weitere 30 Sekunden kreisend erst nach links, dann nach rechts. (5)

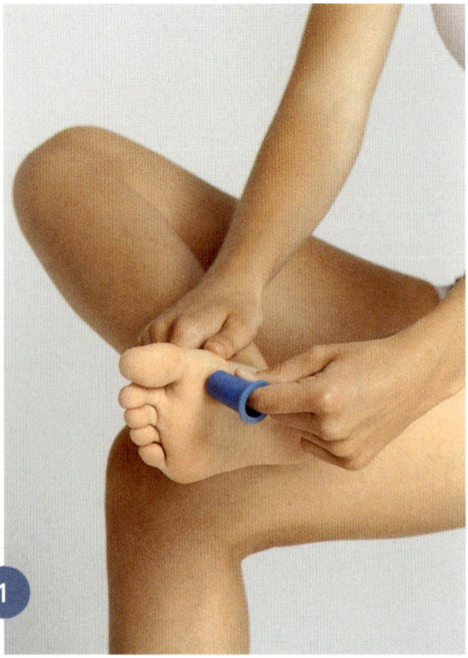

1

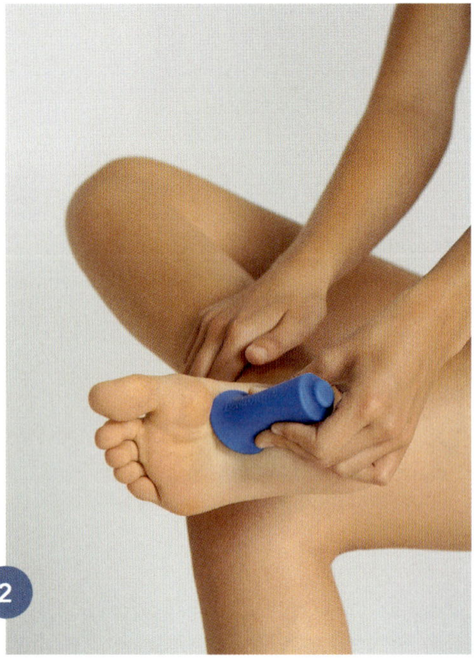

2

SENK- UND SPREIZFÜSSE

Der Fußsohle kommt faszial gesehen eine Schlüsselrolle für den gesamten Körper zu. Durch fehlende Bewegung im Allgemeinen und mangelnde Fuß- und Sprunggelenksbeweglichkeit sowie einengendes Schuhwerk im Speziellen senkt sich zunächst das Fußlängsgewölbe ab. Im Weiteren versteifen sich das Fersenkissen und die Achillessehne. Später flacht das Quergewölbe ab. Zusätzliche Ursache für Senk- oder Spreizfüße kann eine verkürzte und verklebte Wadenmuskulatur sein. Durch Senk- oder Spreizfüße können verschiedene Symptome, insbesondere auf der Körperrückseite, ausgelöst werden, wie zum Beispiel Ischias- oder Rückenschmerzen.

CUPPING KANN HELFEN ...

- die Achillessehne zu entlasten,
- Wadenkrämpfe zu lindern,
- Knie-, Hüft- und Rückenbeschwerden zu vermeiden,
- Fußbeschwerden zu lindern,
- die Körperhaltung durch Spannungsausgleich zu optimieren.

Pressing: Setzen Sie die Spitze des Cups allround oder local am Großzehenballen auf und drücken Sie sie von dort aus langsam über die Fußsohle zur Ferse. Dabei gleiten Sie mit dem Cup langsam im Gewebe voran. Setzen Sie dann am Zehenballen des zweiten Zehs an und drücken Sie den Cup wieder gleitend zur Ferse. Auf diese Weise bearbeiten Sie die ganze Fußsohle. Wechseln Sie anschließend zum anderen Fuß. Wiederholen Sie die Anwendung 3- bis 5-mal täglich. (1)

Sliding: Nehmen Sie den Cup allround oder local und lassen Sie ihn sich am Großzehenballen ansaugen. Ziehen Sie ihn dann von dort zur Ferse, ohne dass er sich löst. Wiederholen Sie dies von jedem Zeh aus, und behandeln Sie den anderen Fuß genauso. Ebenfalls 3- bis 5-mal am Tag. (2)

Spinning: Den Cup erst unter dem Zehenballen und danach unter dem Fußgewölbe aufsetzen, ansaugen lassen und jeweils 5- bis 10-mal nach rechts und links drehen. (3)

DER TCM-EXPERTE EMPFIEHLT

Pressing: Stecken Sie den Cup local in den Cup allround, legen Sie beide seitlich auf den Boden und stellen Sie sich mit dem Großzehenballen eines Fußes darauf. Legen Sie langsam Ihr ganzes Körpergewicht auf die Cups und lassen Sie die Fußsohle über die Cups »schmelzen«. Gleiten Sie anschließend mit gleichbleibendem Druck so weit mit dem Fuß darüber, bis die Cups an der Ferse »angelangt« sind. Ziehen Sie von jedem Zeh eine Bahn zur Ferse. Wiederholen Sie diese Serie 3-mal, und wechseln Sie dann auf den anderen Fuß. (4)

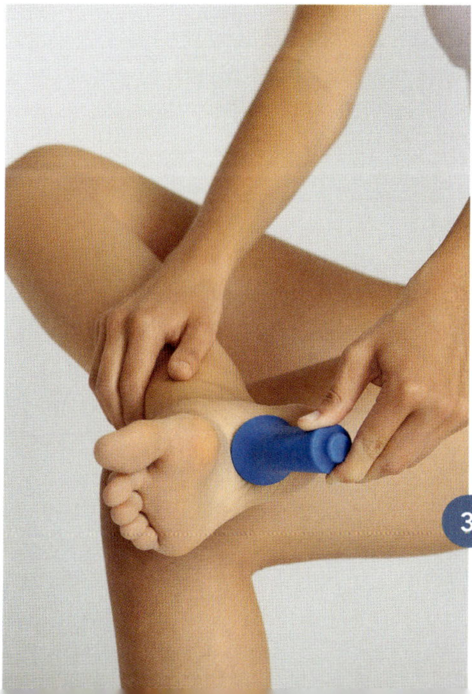
3

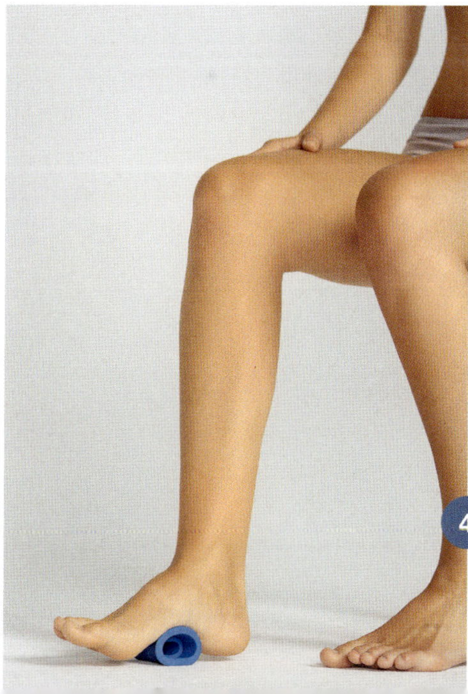
4

SPRUNGGELENKSSCHMERZEN

Das Sprunggelenk ist das am stärksten belastete Gelenk im Körper. Von ihm wird das meiste Gewicht getragen, abgefedert und transferiert: Wenn Sie auf einem Bein stehen, trägt es Ihr gesamtes Körpergewicht, beim Laufen das 4- bis 5-fache.

Das Sprunggelenk besteht aus mehreren Knochen und Bändern und ist daher recht verletzungsanfällig. Symptomatische Schmerzen im Gelenk können sich dabei ganz unterschiedlich äußern: bei Belastung, beim Loslaufen, in der Nacht. Die Ursache liegt in der Regel an einer Fehl- oder Überbelastung der Strukturen, denn ein Gelenk benötigt nicht nur Druck, sondern auch Zug, um gesund funktionieren zu können.

CUPPING KANN HELFEN ...

- mehr Raum im Gewebe zu schaffen,
- das fasziale Gewebe geschmeidig zu halten,
- die Durchblutung zu fördern.

Sliding: Setzen Sie den Cup local unterhalb des Knöchels neben der Achillessehne auf, lassen Sie ihn sich ansaugen und ziehen Sie ihn dann vorn um das Sprunggelenk herum bis vor die Achillessehne. Cuppen Sie so mehrmals um das Gelenk – bei Beschwerden 3-mal täglich. (1)

Stretching: Platzieren Sie beide Cups nah übereinander auf der Wade. Ziehen Sie die Cups dann 1- bis 3-mal nach oben und unten auseinander. Versetzen Sie die Cups um 1 Zentimeter und wiederholen Sie die Anwendung rund um das Bein. (2)

WICHTIG

In der akuten Schmerz- und Entzündungsphase bis zum fünften Tag sollte keine Behandlung erfolgen. So lange braucht das Gelenk, um sich wieder zu stabilisieren.

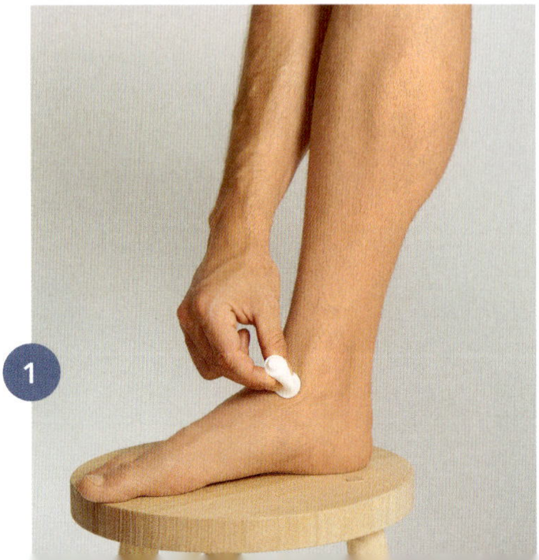

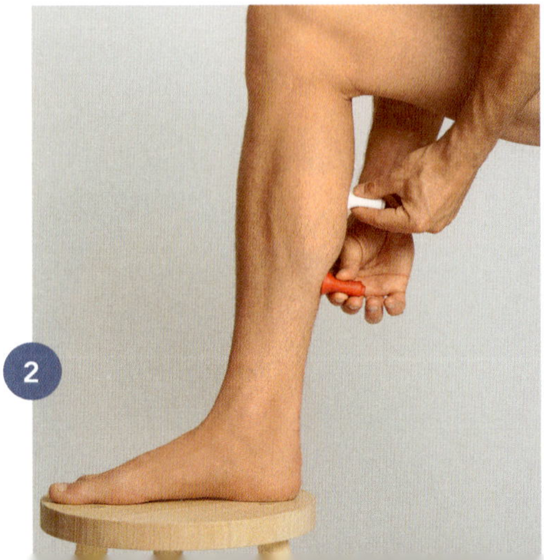

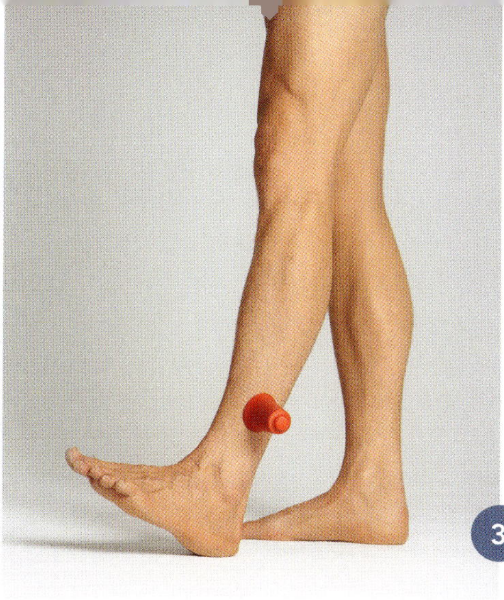

3

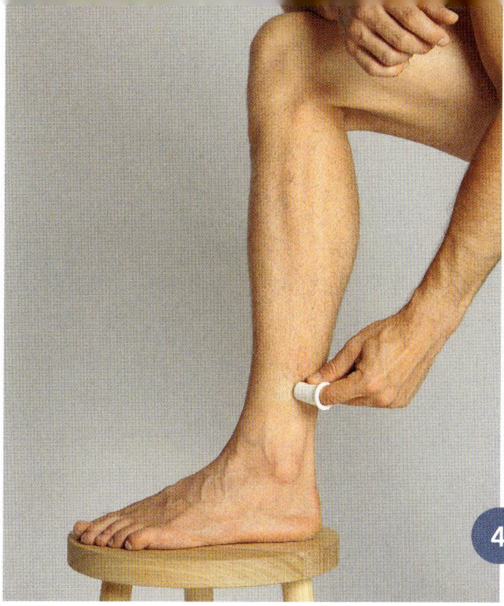

4

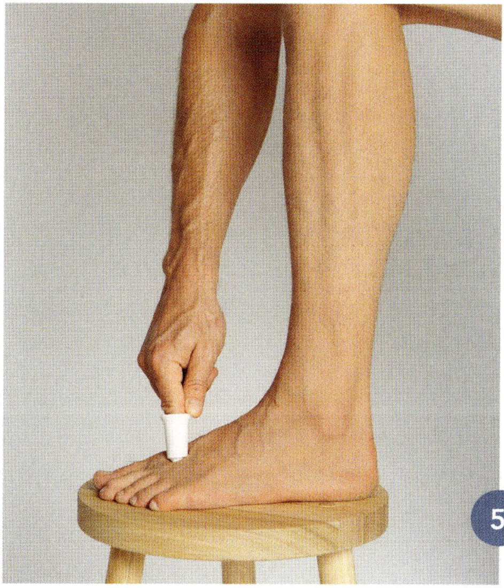

5

Expanding: Ziehen Sie die Fußspitze zu sich heran, sodass eine Dehnung in der Wade entsteht. Setzen Sie nun den Cup allround nacheinander an unterschiedlichen Stellen oberhalb des Sprunggelenks auf und belassen sie ihn angesaugt jeweils für etwa 30 Sekunden dort. Gegebenenfalls setzen Sie den Cup erst auf und kommen dann nach und nach in die Dehnung. (3)

Pressing: Setzen Sie den Cup local auf den Zeigefinger und suchen Sie eine schmerzhafte Stelle in Ihrer Wade. Drücken Sie schmelzend in diese Stelle und machen Sie eine kreisende Bewegung auf dem Punkt. Finden Sie eine weitere Stelle und wiederholen Sie die Anwendung 3- bis 5-mal. (4)

DER TCM-EXPERTE EMPFIEHLT

Pressing: Setzen Sie den Cup local auf den Zeigefinger und drücken Sie mit der Cup-Spitze in die Vertiefung zwischen den Sehnen des großen und des zweiten Zehs (Leber 3). Halten Sie den Druck an diesem Punkt ungefähr 1 Minute lang. (5)

TENNISELLBOGEN UND GOLFERARM

Ein Tennisellbogen wird durch eine einseitige Belastung der faszialen Strukturen im oberen beziehungsweise unteren Ellbogengelenk ausgelöst, etwa beim Tennis- oder Golfspielen, durch häufiges Arbeiten am Computer oder einseitige Tätigkeiten im Haushalt. Dabei lassen sich häufig Schäden an den Fasern der Sehnen feststellen. Aufgrund der mangelnden Durchblutung ist eine Heilung sehr langwierig, die mechanischen Dauer- beziehungsweise Fehlbelastungen, die für die Beugung und Streckung des Handgelenks zuständig sind, bleiben bestehen.

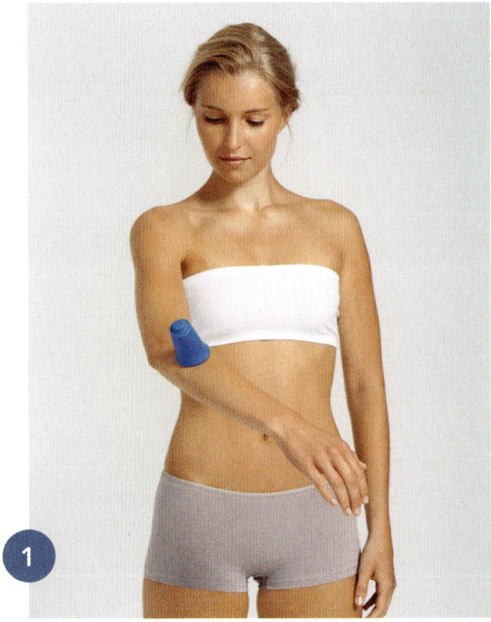

CUPPING KANN HELFEN ...

- die Durchblutung im Bereich des gesamten Arms zu verbessern,
- Schmerzen zu lindern,
- Bewegungen wieder geschmeidig werden zu lassen,
- Folgesymptome wie Schulterverspannungen zu vermeiden.

Sliding: Setzen Sie den Cup allround neben der Halswirbelsäule auf, lassen Sie ihn sich ansaugen und ziehen Sie ihn über die Schulter in drei Bahnen bis zur Hand. Wiederholen Sie dies 3-mal.

Placing: Setzen Sie den Cup local oder allround auf den »Da-wo's-wehtut-Punkt« und belassen Sie ihn dort angesaugt für 1 bis 3 Minuten. (1)

Mobilizing: Lassen Sie den Cup an dieser Stelle und bewegen Sie den Arm, indem Sie ihn beugen und strecken. Führen Sie diese Kombination aus Placing und Mobilizing im Akutfall 3-mal täglich aus. (2)

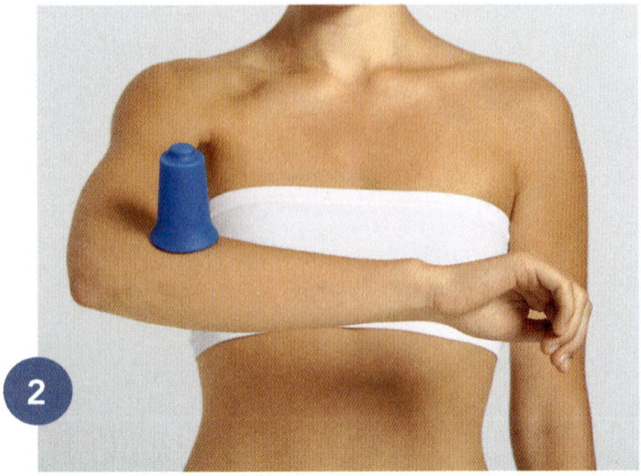

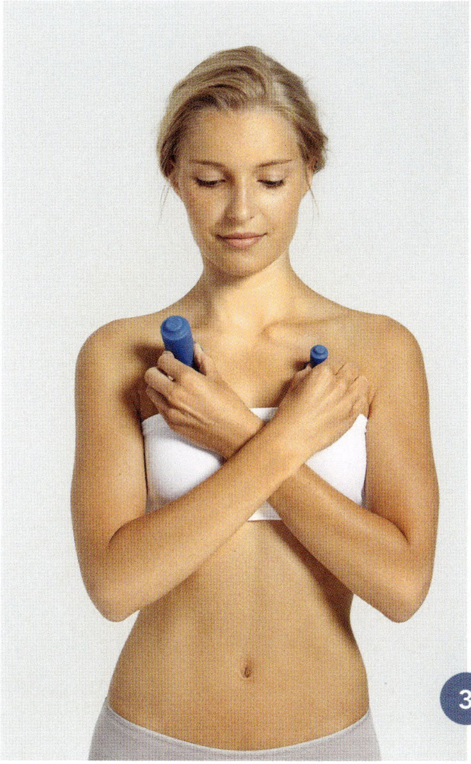

3

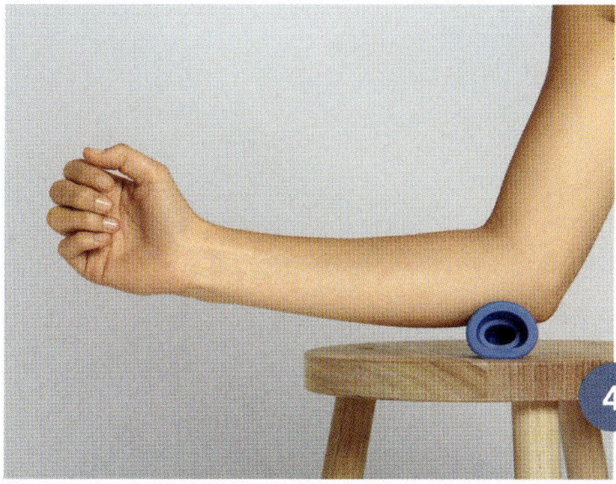

4

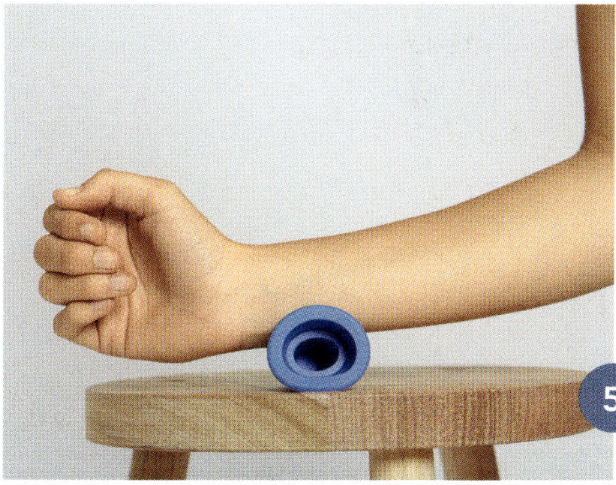

5

Stretching: Nehmen Sie zwei Cups, setzen Sie sie nebeneinander auf das Brustbein und lassen Sie sie sich ansaugen. Ziehen Sie nun beide mehrmals zeitgleich von einander zu den Seiten weg. Strecken Sie dabei das Brustbein nach oben. (3)

DER TCM-EXPERTE EMPFIEHLT

Pressing: Stecken Sie den Cup local in den Cup allround und legen Sie beide dann auf einen festen Untergrund. Stützen Sie sich mit der Außenseite des Unterarms nahe dem Ellbogen auf die Seitenfläche der Cups und lassen Sie das Gewebe über diese »schmelzen«. Genießen Sie einige entspannte Atemzüge lang das »Wohlweh«. Gleiten Sie anschließend bei gleichbleibendem Druck so weit mit dem Arm zurück, bis die Cups am Handgelenk »angelangt« sind. Wiederholen Sie dies mehrmals und drehen Sie dabei den Arm jedes Mal ein wenig, bevor Sie wieder beginnen. (4 + 5)

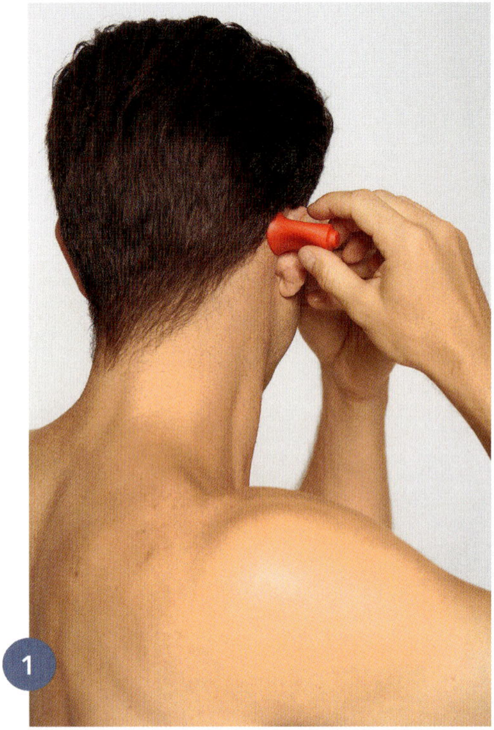

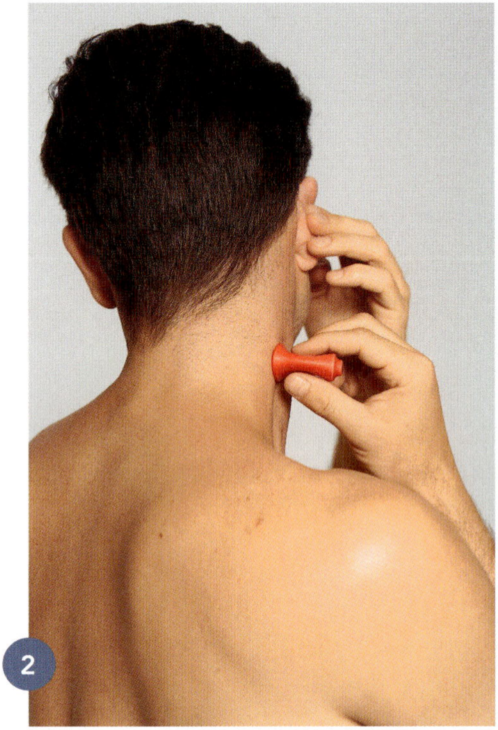

TINNITUS

Wenn man einen Tinnitus hat, hört man Ohrgeräusche in unterschiedlicher Intensität. Es gibt aber keine äußere Geräuschquelle, sondern es rauscht, tönt und klopft von innen. Manchmal entsteht ein Tinnitus im Zusammenhang mit anderen Ohrerkrankungen und wird dann chronisch, obwohl die ursächliche Krankheit abgeklungen ist.

CUPPING KANN HELFEN ...

- den gesamten Organismus zu entspannen,
- die Spannungsverhältnisse im Innenohr zu beeinflussen,
- die Durchblutung der Region zu verbessern.

Sliding: Setzen Sie den Cup direkt über dem Ohr auf und ziehen Sie ihn hinter dem Ohr im Bogen bis unter das Ohrläppchen und weiter den Hals entlang in die Halsgrube direkt über dem Schlüsselbein. Klappen Sie dabei das Ohr nach vorn. Wiederholen Sie dies mehrere Male und wechseln Sie dann die Seite. (1 + 2)

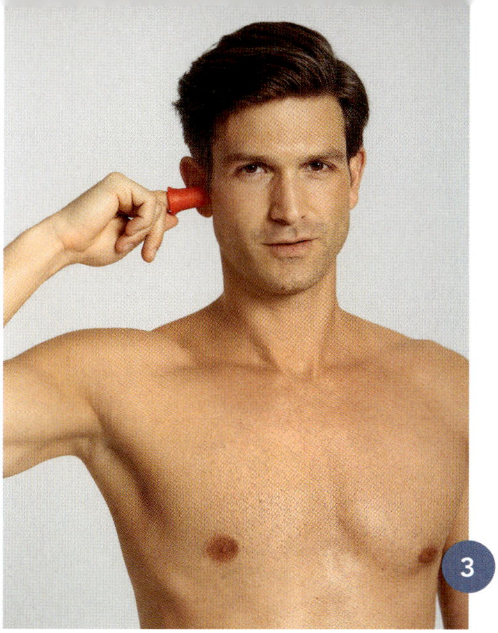

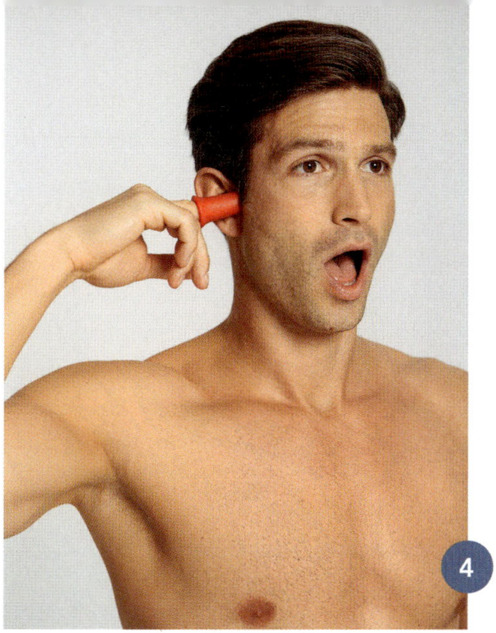

Pressing: Stecken Sie den Cup local auf den Zeigefinger und setzen Sie die Spitze dann direkt vor dem Ohrknöchelchen auf. Halten Sie die Position, bis sich das Gewebe entspannt und nachgibt. (3)
Mobilizing: Drücken Sie weiterhin den Punkt vor dem Ohrknöchelchen und öffnen und schließen Sie dabei 5- bis 10-mal Ihren Unterkiefer. (4) Wechseln Sie anschließend aufs andere Ohr und beginnen Sie auch hier wieder mit dem Pressing.
Expanding: Stülpen Sie den Cup local über den Zeigefinger und stecken Sie die Spitze dann in die äußere Ohrmuschel. Ziehen Sie, während Sie sanft drücken, die Ohrmuschel nach und nach in alle Richtungen und halten Sie die Dehnung jeweils für ungefähr 15 Sekunden. (5)

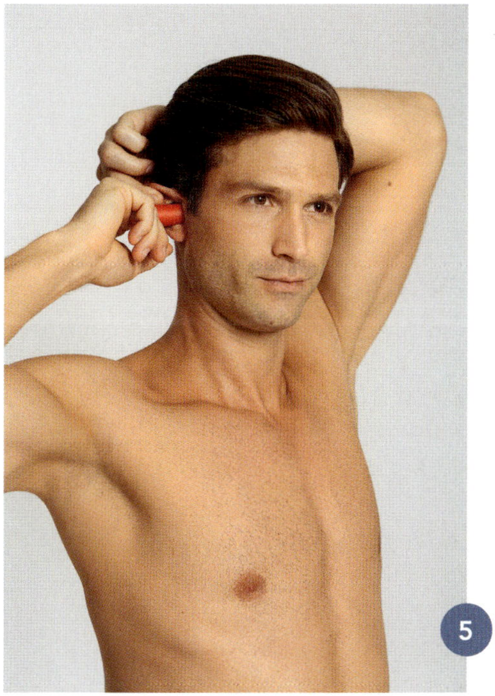

VENENLEIDEN

Sind die Gefäßwände und das Faszienbett der Venen zu wenig elastisch, entstehen Besenreißer und Krampfadern unterschiedlicher Ausprägung. Der Verlauf der Venen verändert sich, und es kommt zu Ausbuchtungen. Zusätzlich heften sich Ablagerungen in den entstandenen Kurven fest. Dadurch staut sich das Blut, was zunächst unbemerkt bleibt, sich aber zu einem schmerzhaften und auch gesundheitsgefährdenden Zustand entwickeln kann. Der Rücktransport droht sich zu verzögern, und wenn sich Ablagerungen lösen, können sie die Gefäße der Lunge verstopfen. Venenleiden können erblich bedingt sein, gefördert aber werden sie meist durch zu wenig Bewegung oder zu häufiges Stehen und Sitzen. Bei Besenreisern und leichten Krampfadern macht es Sinn, das fasziale Gewebe in diesen Bereichen sanft zu behandeln, um den Venenwänden wieder mehr Halt und Flexibilität zu ermöglichen.

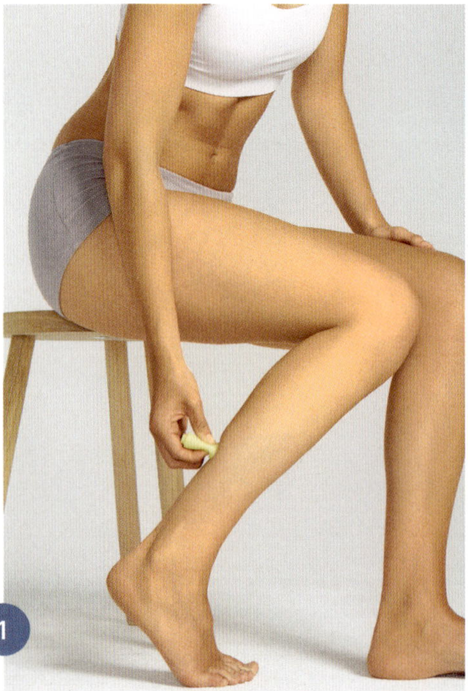
1

CUPPING KANN HELFEN ...

- die Venensituation im Gewebe zu stabilisieren,
- einer angeborenen Venenwandschwäche entgegenzuwirken,
- die Durchblutung und den Lymphfluss in den Beinen zu unterstützen,
- einer durch Schwangerschaft entstehenden Venenschwäche entgegenzuwirken,
- nächtliche Wadenkrämpfe zu lösen,
- Schmerzen in den Beinen zu mindern,
- ein Gefühl der Leichtigkeit in den Beinen zu schaffen.

Sliding: Setzen Sie den Cup local oberhalb des Sprunggelenks auf die Wade und ziehen Sie ihn angesaugt mit leichtem Unterdruck in mehreren Bahnen Richtung Oberschenkel. Dabei kann, wenn gewünscht, ein durchblutungsförderndes Öl mit in die Haut eingearbeitet werden. Tragen Sie dazu zunächst ein wenig Öl auf die Haut auf, über die Sie anschließend sliden. (1)

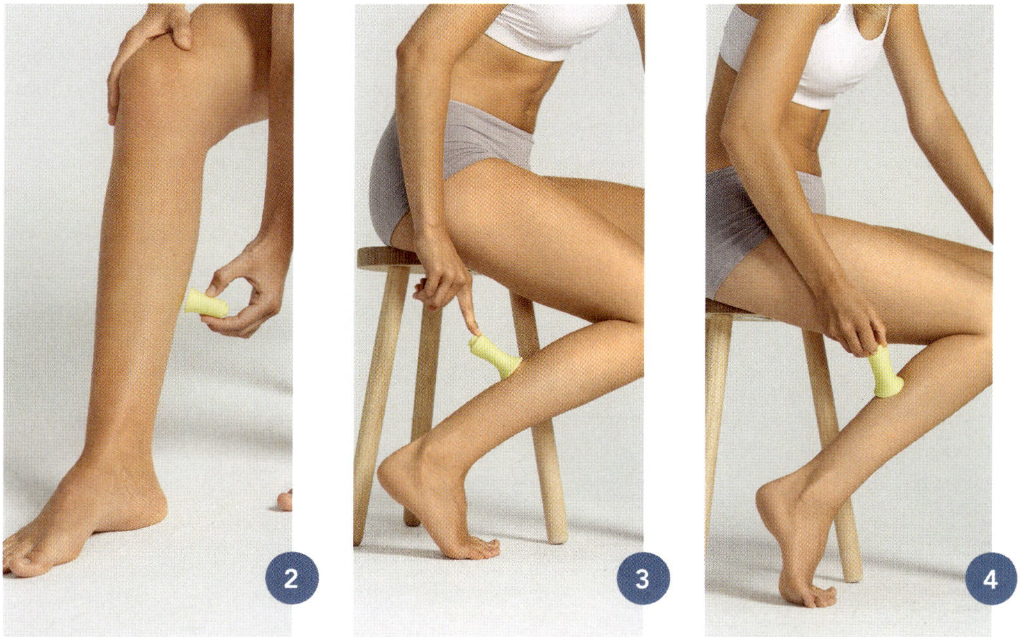

Pinching: Setzen Sie den Cup oberhalb des Sprunggelenks auf und ziehen Sie ihn gleich wieder vollständig ab. Bearbeiten Sie mit dieser Zupfmassage die ganze Wade und den Oberschenkel. Wechseln Sie die Seite. (2)

Tipping: Setzen Sie den Cup allround mittig auf die Wade und lassen Sie ihn sich ansaugen. Verändern Sie dann für etwa 30 Sekunden den Winkel des Cups in alle Richtungen, indem Sie ihn leicht mit dem Zeigefinger kippen. (3)

Circling: Anschließend kreisen Sie den Cup erst für 30 Sekunden in eine Richtung, dann für weitere 30 Sekunden in die andere. Der Peeling-Rand verändert dabei seine Position auf der Haut nicht. (4)

LANGSAM BEGINNEN

Beginnen Sie mit einer Serie (Sliding, Pinching, Tipping, Circling) und steigern Sie sich nach und nach auf mehrere Durchgänge. Brechen Sie bei Schmerzen sofort ab. Auch wichtig: Nicht über erhabene oberflächliche Krampfadern ziehen.

VERDAUUNGSPROBLEME

Verstopfung, Durchfall, Winde, Völlegefühl, Appetitlosigkeit oder Schmerzen bei der Ausscheidung sind an sich schon unangenehm. Sie können sich zudem aber auch negativ auf die Spannung der Bauchdecke und damit auf eine aufrechte Körperhaltung auswirken. Außerdem unterstützt nur ein gesunder Darm das Immunsystem.

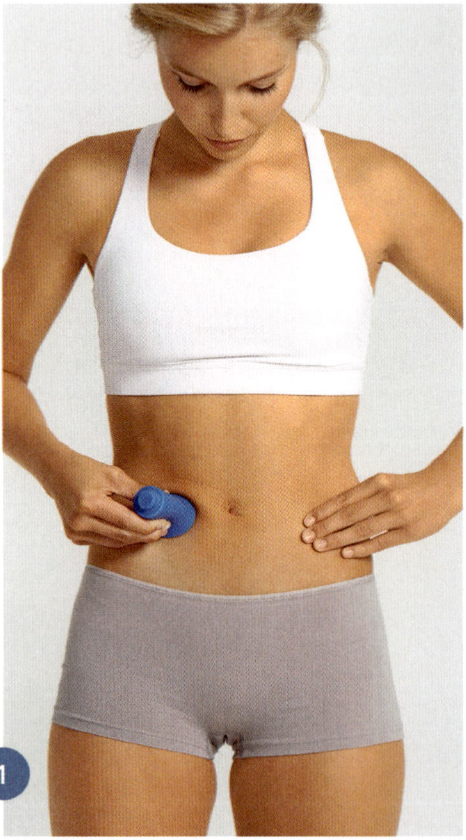

1

Um den Darm wieder auf Vordermann zu bringen, kann es helfen, die Verschieblichkeit der einzelnen Organe mit regelmäßigen Massagen mit den Cups zu unterstützen.

CUPPING KANN HELFEN ...

- einen regelmäßigen Stuhlgang zu fördern,
- Schmerzen im Bauchraum zu lindern,
- Entspannung zu fördern und somit eine optimale Verdauung von Nahrungsmitteln zu unterstützen.

Sliding: Setzen Sie den Cup allround über dem Schambein auf den Unterbauch und ziehen Sie ihn für 1 bis 3 Minuten langsam im Abstand von 2 bis 5 Zentimetern im Uhrzeigersinn um den Nabel (also zunächst auf der rechten Seite nach oben, dann nach links und wieder herunter). Mit der anderen Hand ziehen Sie die Haut straff. Sie können den Nabel im Uhrzeigersinn auch spiralförmig umkreisen – erst in kleinem Abstand, dann werden die Kreise immer größer. (1 + 2)

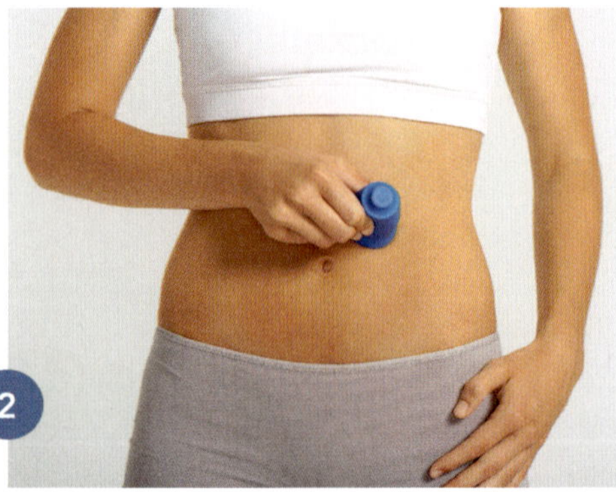

2

Expanding: Stellen Sie sich bequem hin, heben Sie einen Arm nach oben und neigen Sie sich leicht zur Seite, sodass Sie in die Flankendehnung kommen. Setzen Sie nun den Cup allround nacheinander seitlich auf Ihre Taille, Ihre Rippen und den Beckenkamm. Wenn nötig, setzen Sie erst den Cup auf und gehen Sie dann in die Dehnung. Halten Sie die Position jeweils für 1 bis 2 Minuten, und atmen Sie fließend weiter. (3)

DER TCM-EXPERTE EMPFIEHLT

Pressing 1: Bei Bauchschmerzen und Anspannungsgefühl drücken Sie mit der Spitze des Cups local für 1 Minute auf den Punkt in der Mitte des Muskels zwischen Daumen und Zeigefinger (Dickdarm 4). (4)

Pressing 2: Bei Magenschmerzen stimulieren Sie mit der Spitze des Cups local sanft für 1 Minute den Punkt direkt auf dem Knochen unter Ihrem Auge (Magen 1). (5)

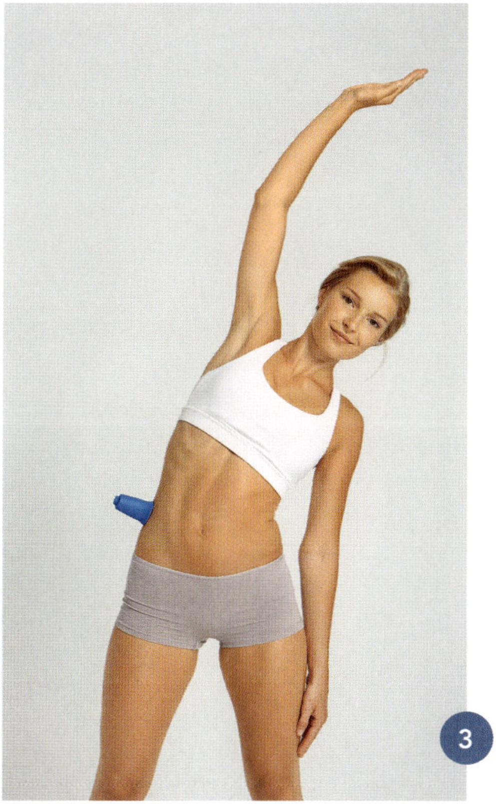

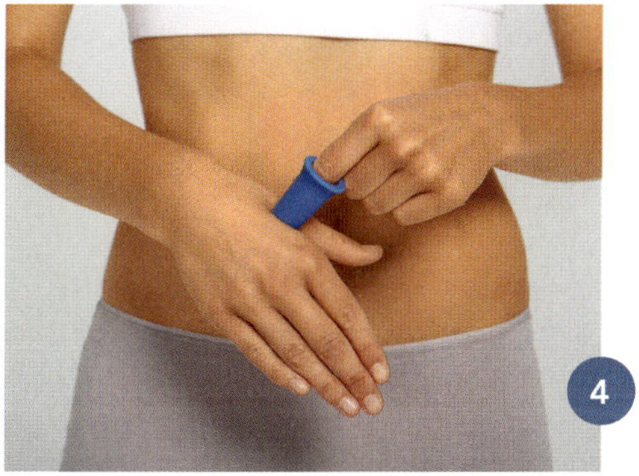

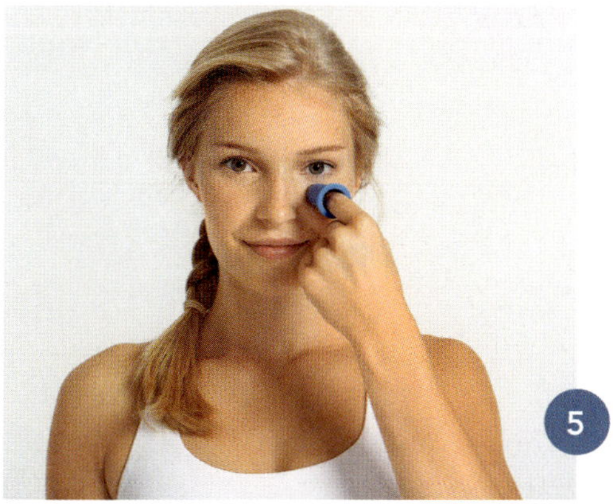

ZYKLUSSTÖRUNGEN

Zyklusstörungen zeigen sich in überstarken Blutungen, Schmier- und Zwischenblutungen sowie verlängerten oder verkürzten Zyklen. Oft werden sie von Unterleibsschmerzen begleitet. Die Ursachen für derartige Störungen sind vielfältig: Hormonelle Schwankungen können genauso dafür verantwortlich sein wie lokale Verklebungen zwischen Organen, Gefäßen, Muskeln oder Lymphbahnen.

Kann der Arzt keine schwerwiegenden Ursachen finden, macht es Sinn, die Unregelmäßigkeiten mit naturheilkundlichen Mitteln und sanften Methoden zu behandeln. Besonders Krämpfe und Schmerzen lassen sich mit Cupping positiv beeinflussen.

CUPPING KANN HELFEN ...

- Spannungsgefühle zu entlasten,
- Schmerzen zu lindern,
- den natürlichen Rhythmus im Bauchraum zu aktivieren,
- Verklebungen zu lösen,
- die Verdauung anzuregen.

Sliding 1: Setzen Sie den Cup allround in der Mitte des Unterbauchs auf Bauchnabelhöhe auf und lassen Sie ihn sich ansaugen. Halten Sie mit der anderen Hand die Bauchhaut straff, und ziehen Sie den Cup in drei übereinanderliegenden Bahnen vom Nabel aus nach außen Richtung Taille. Wiederholen Sie die komplette Serie 3-mal, und wechseln Sie dann die Seite. (1 + 2)

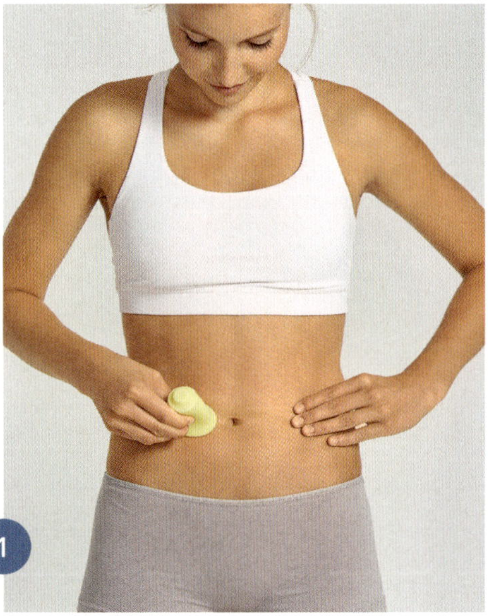
1

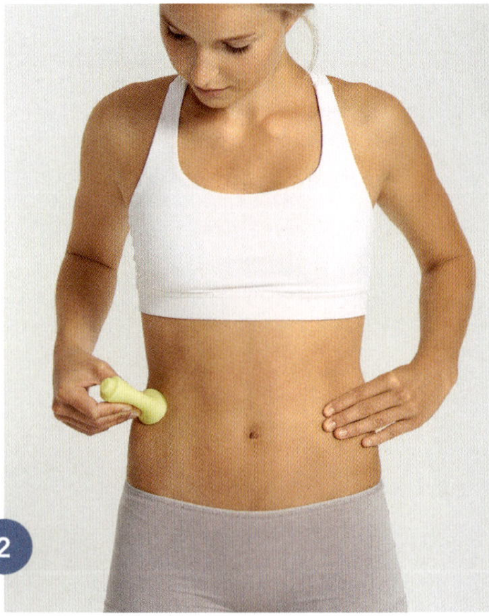
2

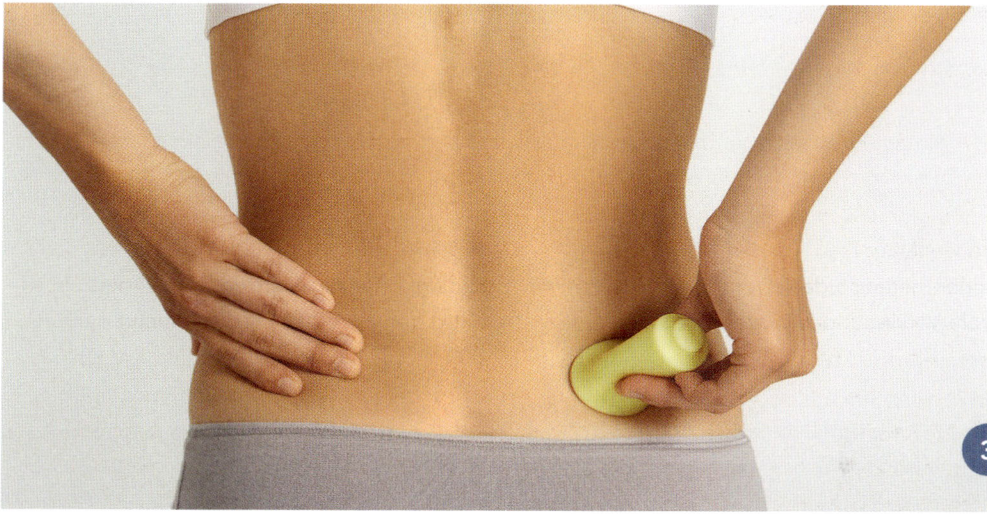

3

Sliding 2: Platzieren Sie den Cup allround auf der Mitte des Kreuzbeins. Ziehen Sie den Cup dann in drei Bahnen nach außen. Wiederholen Sie die Serie 3-mal, und wechseln Sie anschließend die Seite. (3)

DER TCM-EXPERTE EMPFIEHLT

Eine Behandlung der vier Sakralwirbellöcher jeweils auf beiden Seiten des Kreuzbeins (sie sind gut tastbar) kann Schmerzen im unteren Rücken und Ziehen in den Beinen lindern. Auch Missempfindungen und Blockaden des Iliosakralgelenks können über diese Punkte behandelt werden.

Pressing: Setzen Sie den Cup local auf den Daumen und drücken Sie kreisend mit der Cup-Spitze die sogenannten 8 Kellerlöcher (Blasenmeridianpunkte 31 bis 34). (4)

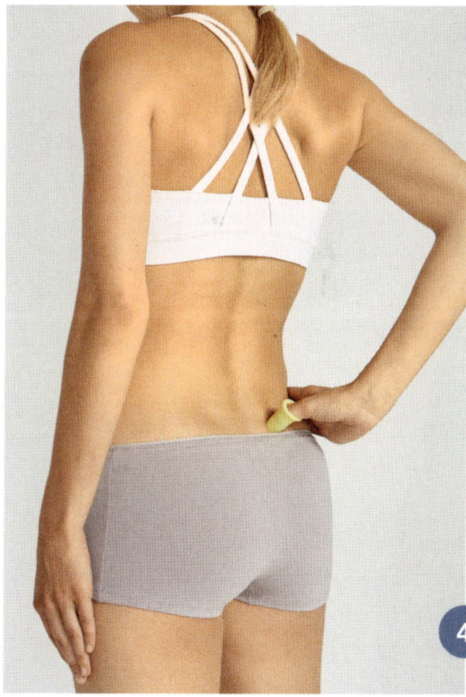

4

WOHLFÜHLMASSAGEN

Manchmal möchte man sich einfach fallen lassen, dem Alltag den Rücken kehren, einen Moment zur Ruhe kommen und sich etwas Gutes tun.

Cupping eignet sich keineswegs nur zur Behandlung von Beschwerden. Sie können es auch als sanfte Massage einsetzen und so Ihr Wohlbefinden steigern. Entscheiden Sie dabei ganz individuell nach Ihrem eigenen Bedürfnis, wo Sie wie lange mit welcher Technik cuppen möchten.

Eine Wohlfühlmassage kann dazu beitragen,

- Entspannung herzustellen,
- sich etwas Gutes zu tun,
- die Geschmeidigkeit aller Strukturen zu verbessern,
- punktuelle Verklebungen zu lösen,
- Entlastung zu schaffen.

Gestalten Sie den Ort der Massage warm und ruhig. Vielleicht ist jetzt auch eine Lotion oder ein Öl sinnvoll – es soll ja eine sanfte Intervention werden und weniger eine therapeutische Behandlung.

Vielleicht lassen Sie sich auch von Ihrem Partner/Ihrer Partnerin oder einem Freund beziehungsweise einer Freundin verwöhnen. Probieren Sie gegenseitig aus, was Ihnen guttut. Wenden Sie dazu die unterschiedlichen Cupping-Techniken an und steuern Sie Art und Dauer einfach über Ihr Wohlbefinden. Wenn Sie den Hinweis zu den Kontraindikationen beachten (**siehe Seite 28**), kann an jeder Stelle gecuppt werden, die Ihnen gefällt. Im Folgenden finden Sie schon mal drei Techniken, die sich gut bewährt haben.

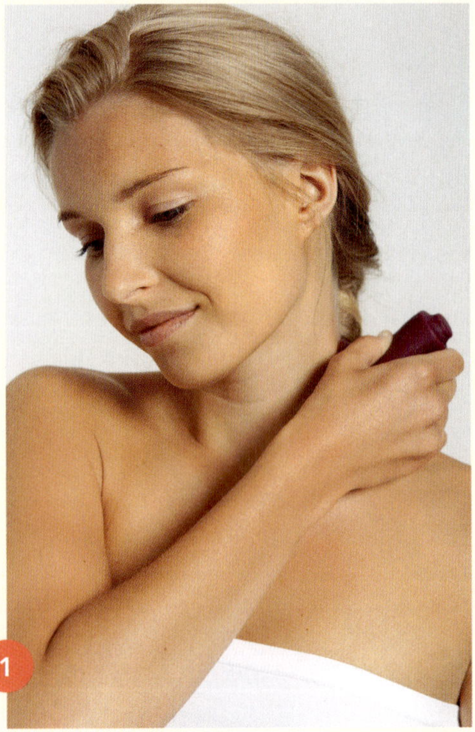

1

Sliding: Setzen Sie den Cup allround mit wenig Druck an eine Stelle, wo es Ihnen guttut und wo Sie ihn als angenehm empfinden. Oft ist dies der Schulter-Nacken-Bereich, weil sich dort unangenehmer Stress schnell durch Verspannung bemerkbar macht. Lassen Sie den Cup sich ansaugen und ziehen Sie ihn dann, so oft Sie möchten, sternförmig von dieser Stelle weg. Seien Sie sanft mit sich und dosieren Sie eher wenig. (1)

Pinching: Setzen Sie den Cup mit wenig Unterdruck auf die Mitte eines größeren Bereichs (zum Beispiel aufs Dekolleté), und ziehen Sie ihn gleich wieder ab. Wiederholen Sie dies über das gesamte Areal für insgesamt etwa 2 bis 3 Minuten – das wirkt wie eine sanfte Zupfmassage. (2)

Pumping: Zur Entspannung platzieren Sie den Cup an einem Bereich, der Ihnen fester vorkommt als andere. Ziehen Sie nun 5- bis 10-mal an dem Cup – gerade so stark, dass es Ihnen noch sehr angenehm ist – und lassen Sie ihn dann gleich wieder zurück in die Ausgangsposition kommen. (3)

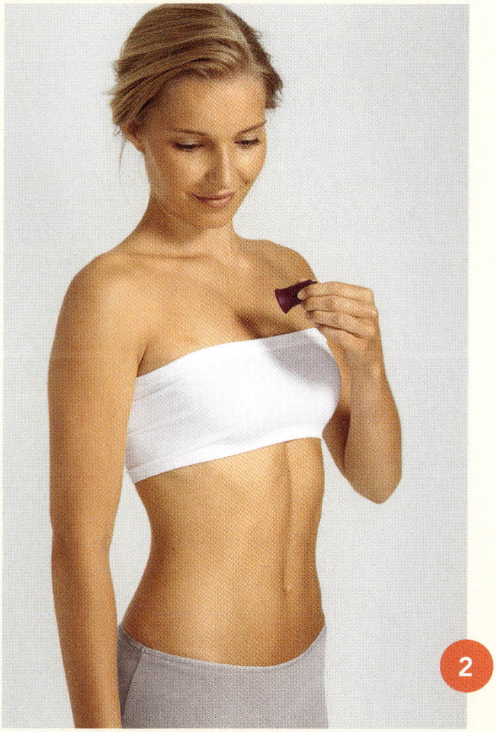

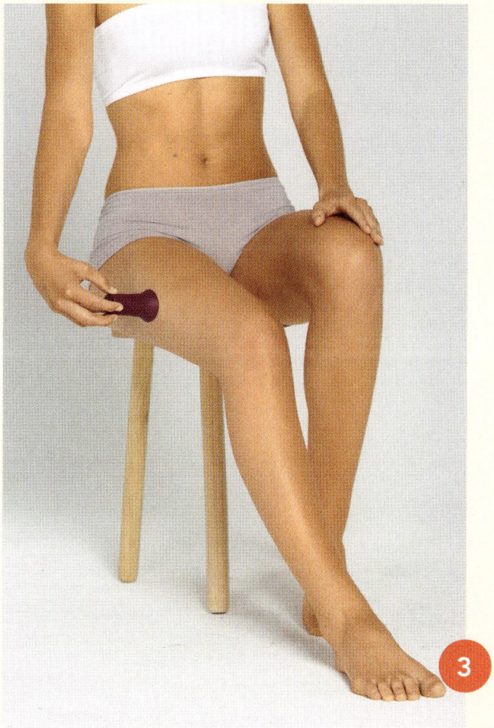

BÜCHER, DIE WEITERHELFEN

Abele, Johann:
Das Schröpfen.
Urban & Fischer/Elsevier, München

Frenkel, Wolf Gerhard/ Molnar, Zoltan/ Bamberger, Georg:
Gesund durch Schröpfen.
Schattauer GmbH, Stuttgart

Myers, Thomas W.:
Anatomy Trains. Myofasziale Leitbahnen.
Urban & Fischer/Elsevier, München

Oellerich, Heike/ Wessels, Miriam:
Faszien-Training. Jünger, schöner & beweglicher.
BLV Verlag, München

Oellerich, Heike/ Wessels, Miriam:
Faszien Tuning. Straff, geschmeidig und leistungsstark von Kopf bis Fuß.
GRÄFE UND UNZER VERLAG, München

ADRESSEN, DIE WEITERHELFEN

www.faszio.de
Cupping-Schulungen und alles rund ums Thema Faszien im Zusammenhang mit Bewegung, Therapie sowie Aus- und Fortbildung.

www.faszien-yoga-therapie.de
Website von Miriam Wessels mit Angeboten für Seminare, Reisen und Behandlungen.

www.naturheilpraxis-holthausen.de
Homepage des Heilpraktikers Peter Holthausen mit Infos zu Therapieformen aus der Traditionellen Chinesischen Medizin und Naturheilkunde.

Hochwertige Faszien-Cups

www.bellabambi.de
Dort finden Sie außerdem noch viele weitere Anwendungsbeispiele für die Cups von Faszien-Experten.

Natürliches Heilen

www.jennirawlings.com
Übersichtliche und anschauliche Seite (auf englisch) zur alternativen Medizin. Auch Themen wie Faszien, Schröpfen, Klopfen und Akupunktur werden erklärt.

http://flexikon.doccheck.com/de/Qigong
Medizinisches Fachlexikon mit vielen Facherklärungen.

www.fytt-location.de
Heilpraktikerpraxis und Bewegungsraum mit vielseitigem Angebot unterschiedlicher Professionen aus dem Gesundheits- und Bewegungsbereich.

TCM und Akupunkturpunkte

www.akupunkturpunkte-finden.de
Gut strukturierte und illustrierte Seite für Lagebeschreibungen von Akupunkturpunkten sowie viele Behandlungstipps zu verschiedenen Symptomen.

SACHREGISTER

ANWENDUNGEN

IMPRESSUM

Projektleitung: Barbara Fellenberg
Lektorat: Sylvie Hinderberger
Layout & Umschlaggestaltung: independent Medien-Design GmbH, Horst Moser, München
Bildredaktion: Henrike Schechter
Herstellung: Petra Roth
Satz: Christopher Hammond
Reproduktion: Medienprinzen
Druck und Bindung: Firmengruppe APPL, aprinta druck, Wemding

ISBN 978-3-8338-6611-1

3. Auflage 2019

Die GU-Homepage finden Sie unter www.gu.de

GRÄFE UND UNZER

Ein Unternehmen der
GANSKE VERLAGSGRUPPE

Bildnachweis

Fotoproduktion: Manuel Ringlstetter
Sonstige Bilder: GU-Archiv (N. Olonetzky): Seite 24
Illustrationen: Claudia Lieb

Syndication: www.seasons agency.de

Dank

Wir bedanken uns bei BellaBambi® für die freundliche Unterstützung bei der Fotoproduktion (www.bellabambi.de).

Wichtiger Hinweis

Die Inhalte des vorliegenden Buches wurden mit größtmöglicher Sorgfalt erstellt und haben sich in der Praxis bewährt. Alle Leserinnen und Leser sind jedoch aufgefordert, selbst zu entscheiden, ob und inwieweit sie die Übungen und Anleitungen umsetzen wollen und können. Lassen Sie sich in Zweifelsfällen zuvor von einem Arzt beraten. Weder Autorinnen noch Verlag können für eventuelle Nachteile oder Schäden, die aus den im Buch gegebenen praktischen Hinweisen resultieren, eine Haftung übernehmen.

Umwelthinweis

Dieses Buch ist auf PEFC-zertifiziertem Papier aus nachhaltiger Waldwirtschaft gedruckt.

QUALITÄTS G|U GARANTIE

LIEBE LESERINNEN UND LESER,

wir wollen Ihnen mit diesem Buch Informationen und Anregungen geben, um Ihnen das Leben zu erleichtern oder Sie zu inspirieren, Neues auszuprobieren. Wir achten bei der Erstellung unserer Bücher auf Aktualität und stellen höchste Ansprüche an Inhalt und Gestaltung. Alle Anleitungen und Rezepte werden von unseren Autoren, jeweils Experten auf ihren Gebieten, gewissenhaft erstellt und von unseren Redakteuren/innen mit größter Sorgfalt ausgewählt und geprüft.

Haben wir Ihre Erwartungen erfüllt? Sind Sie mit diesem Buch und seinen Inhalten zufrieden? Haben Sie weitere Fragen zu diesem Thema? Wir freuen uns auf Ihre Rückmeldung, auf Lob, Kritik und Anregungen, damit wir für Sie immer besser werden können. Und wir freuen uns, wenn Sie diesen Titel weiterempfehlen, in Ihrem Freundeskreis oder bei Ihrem online-Kauf.

Sollten wir Ihre Erwartungen so gar nicht erfüllt haben, tauschen wir Ihnen Ihr Buch jederzeit gegen ein gleichwertiges zum gleichen oder ähnlichen Thema um.

KONTAKT

GRÄFE UND UNZER VERLAG
Leserservice
Postfach 86 03 13
81630 München
E-Mail: leserservice@graefe-und-unzer.de

Telefon: 00800 / 72 37 33 33*
Telefax: 00800 / 50 12 05 44*
Mo–Do: 9.00–17.00 Uhr
Fr: 9.00–16.00 Uhr
(*gebührenfrei in D,A,CH)

www.facebook.com/gu.verlag

MEHR ENERGIE, MEHR WOHLBEFINDEN!

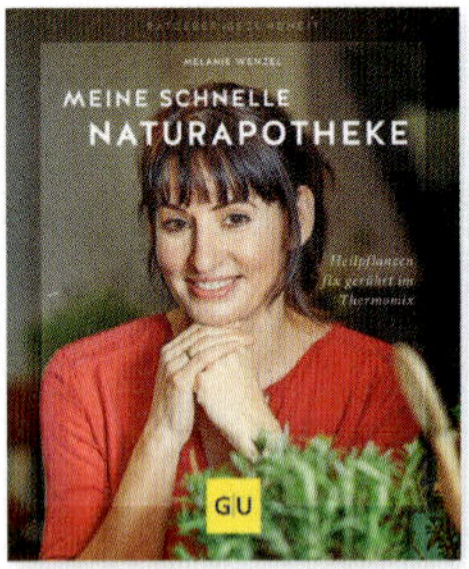

ISBN 978-3-8338-6595-4

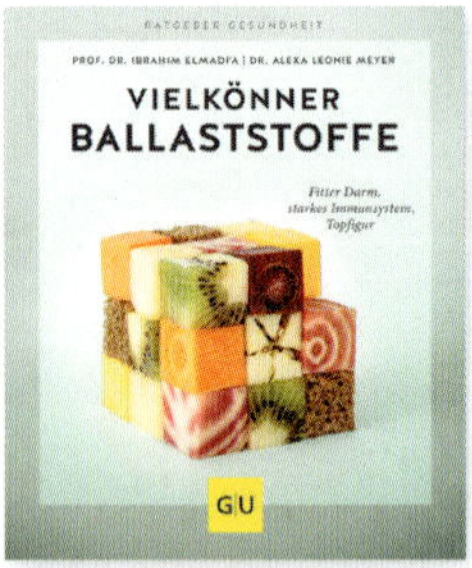

ISBN 978-3-8338-6657-9

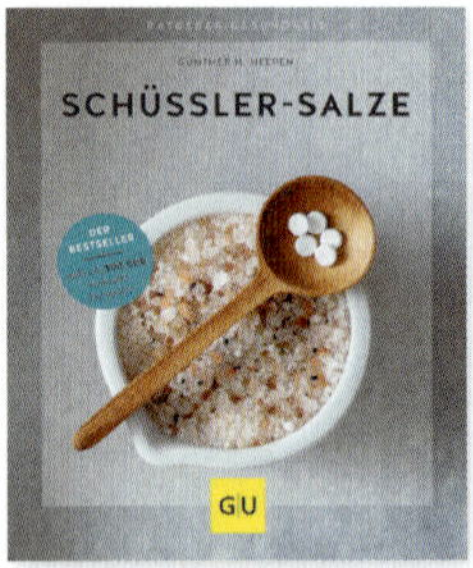

ISBN 978-3-8338-6655-5

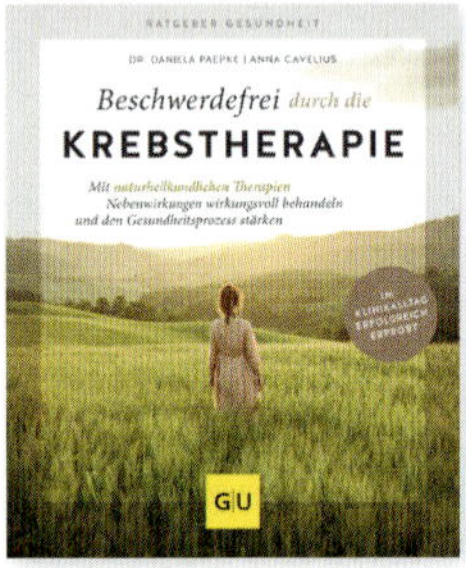

ISBN 978-3-8338-6224-3

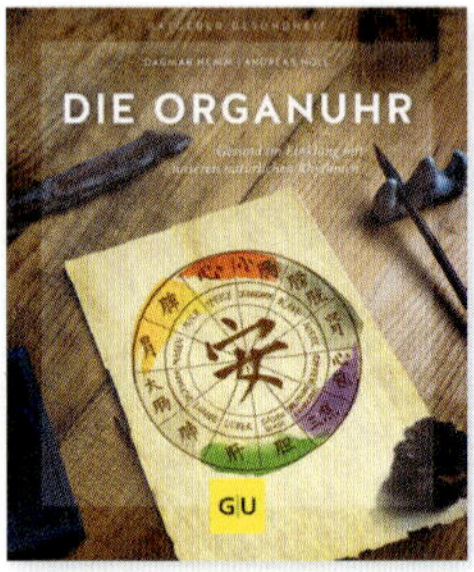

ISBN 978-3-8338-6652-4

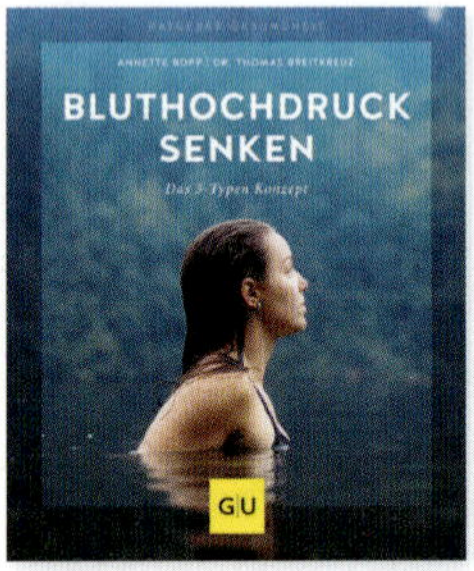

ISBN 978-3-8338-6656-2

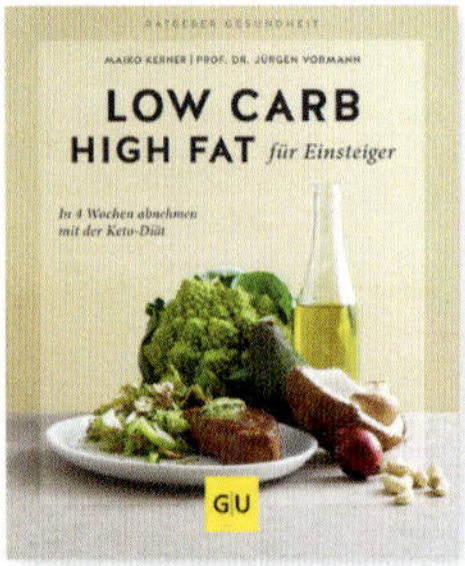

ISBN 978-3-8338-6653-1

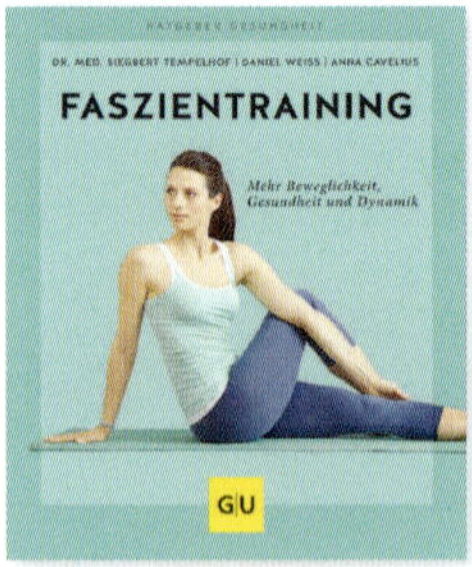

ISBN 978-3-8338-6651-7

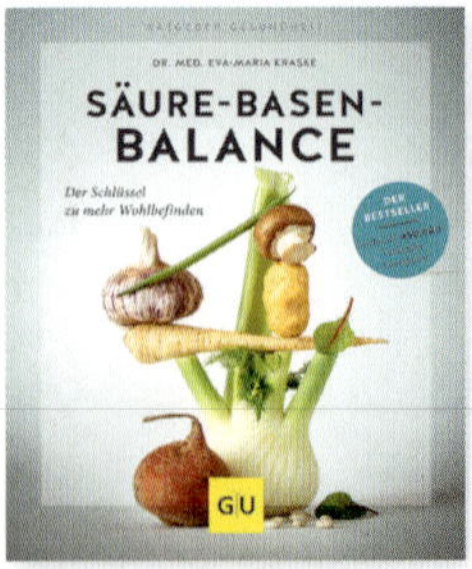

ISBN 978-3-8338-6654-8

e Alle hier vorgestellten Bücher sind auch als eBook erhältlich.

G|U

Mehr von GU auf **www.gu.de** und **facebook.com/gu.verlag**